消化器内科の
名医が
本音で診断

「お腹のトラブル」撲滅宣言!!

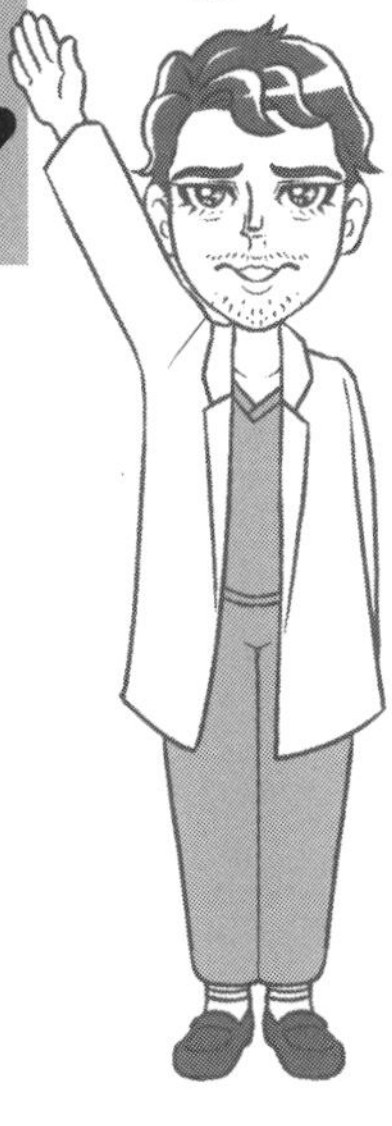

湘南いしぐろクリニック
院長／医師
石黒智也 著
鳥居りんこ
取材&文

双葉社

目次

はじめに 9

プロローグ

幼き日々のお腹の苦しみ
——僕はこうして医者になった 11

うんちのお悩みは「知識」で楽になる！ 15

第1章 「うんちの不安」とサヨナラするための予備知識 21

1-1 やっぱり病院行こうかな？
決断までの3ポイント 22

1-2 診察は「診察室に入る前」から
始まっている 27

1-3 医者のテクニック次第で
「内視鏡検査」は超快適 32

1-4 「先生、便がくさいんです」
——自己申告は快復への第一歩 35

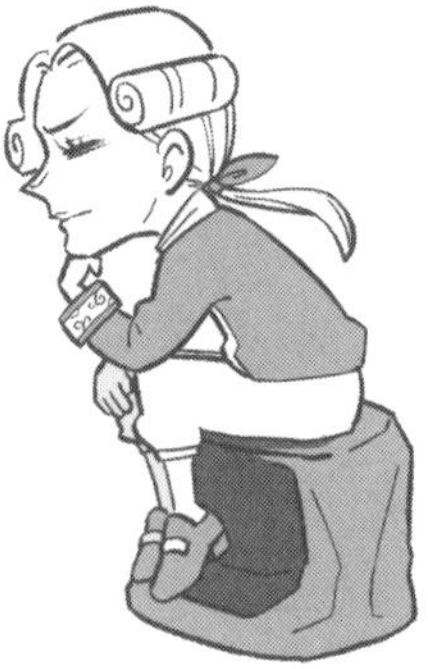

1-5 消化器内科医は血便がお嫌い 39

1-6 押さえよ、証拠！ 気になるうんちを速攻パチリ 42

1-7 医者は患者のお腹を触って「何を」診る？ 47

1-8 「ウンコー日誌」をつけてみよう 52

食べて、消化して、出す!! 「小腸&大腸」イラスト図解 58

第2章 止めてみせます、下痢への恐怖 59

2-1 下痢と腹痛を呼ぶ5つのパターン 60

2-2 その下痢、ひょっとしてアレルギーかも？ 63

2-3 たとえ下そうと 食べたい物はあきらめない！ 66

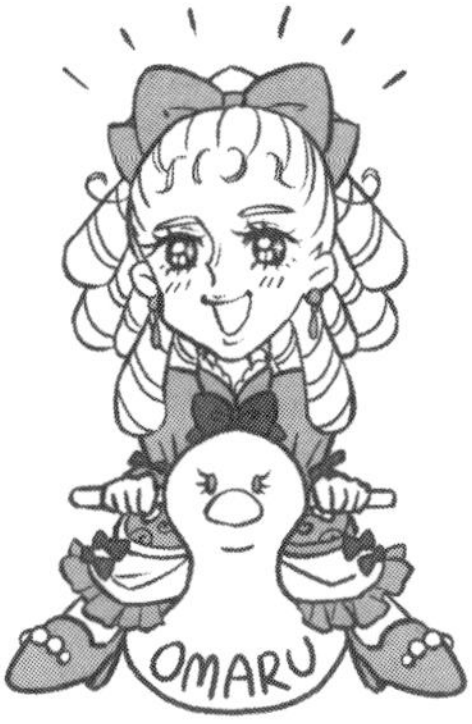

2-4 食べてすぐ出る「せっかちな腸」 71

2-5 食ったら乗るな、乗るなら食うな 76

2-6 トイレがない時の大ピンチはこう凌ごう！ 81

2-7 〝お腹の急降下〟を止める緊急薬の実力 84

2-8 便意は逆算して迎え撃て 88

2-9 人は他人のうんちに興味なし 93

2-10 「キッカケのない下痢」はなぜやっかいなのか 98

2-11 ウルトラ下痢ラーの最大の味方とは？ 104

診断別 下痢の症状&処方薬と市販薬の一覧表 112

第3章 便Pに捧げる「一日一便の快感」獲得法 115

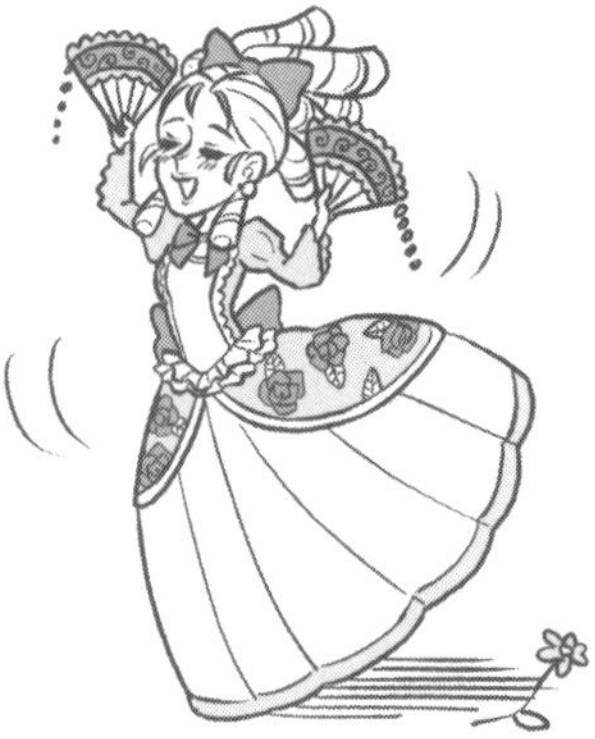

3-1 3日出なかったら立派な「便秘」 116

3-2 逃すな便意! 今がその時!! 123

3-3 便はリズム～「座れ、便座」からの「出でよ、うんち!」 129

3-4 「1日3食」で腸をサボらせない 133

3-5 意識高い系「お野菜生活」よりとにかく「肉」を! 139

3-6 「便筋」上手はトイレを制す 143

3-7 肌も腸も、日々生まれ変わる 150

3-8 薬は「2週間続ける」ことに意味アリ 155

3-9 便秘と下痢……行ったり来たりのすれ違い 164

便秘を撃退!! 処方薬と市販薬の一覧表 168

第4章 とっておきの「名医」の見つけ方

169

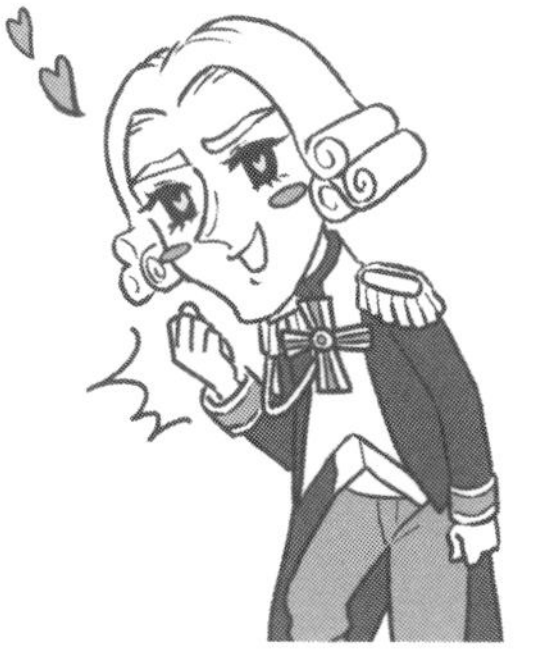

4-1 「患者の目を見て話すドクター」にハズレなし 170

4-2 医者の熱意を推し量る「次回の約束」 173

4-3 「シンプルな言葉でゆっくり話す医者」は花マル 179

4-4 専門用語でなく「日常の言葉」で伝えてくれるか 184

4-5 名医は説明も患者さんファースト 188

4-6 アナログもデジタルも「仕事キッチリ」 192

4-7 看板に偽りなし！ 診療科目にご注目 196

4-8 受付スタッフの好感度と「いいお医者さん」在籍率の関係 199

4-9 「顔出し&治療件数」は良医のバロメーター 205

おわりに 213

特別付録 ウンコー日誌 218

はじめに

皆さん、こんにちは。消化器内科医の石黒智也《ともなり》です。湘南は茅《ち》ケ《が》崎《さき》の地で開業しております。

僕は「痛くない、つらくない」内視鏡検査で皆さんの健康づくりに貢献すべく、日々奮闘中の**お腹を診《み》るプロ**であり、当然ながら**うんちの専門家**でもあります。

この本は、タイトルからご推察の通り、下痢と便秘に特化した1冊。うんちに悩む人にぜひ、手に取っていただきたいと願っております。

さて、突然ですが、あなたの「うんち事情」は順調ですか？

生き物は「うんちに始まり、うんちに終わる」と言っても過言ではないほど、排泄《はいせつ》は生命活動において重要な役割を担っています。

申すまでもなく、人間も生き物の一種。しかし残念ながら、現代社会では多くの人がうんちに悩んでいるのが実情です。当院にも、我が身のうんち事情にやりきれない思いを抱えて、ご来院くださる方が後を絶ちません。もう、なかばあきらめているかのように弱り果てて診察室をノックされる患者さんの姿を目にするたびに、僕は密《ひそ》かに心のなかで名作コミック『スラムダンク』の安西先生になります。

「希望を捨てちゃいかん。あきらめたら、そこで試合終了だよ」と。

人生は思い通りにならないのが常。便通もそのひとつです。

でも、もしも今よりも快腸快便な毎日を築けたら、かなり幸せな時間を手に入れられるはず。

どうか、あきらめないでください。

あなたが今抱えている不快な症状は、適切な治療で撲滅できます。

確かに完全解決までの道のりは、決して楽ではないかもしれませんが、まずはなぜ体がそんな反応をするのか「理解する」ことこそが最初の一歩。「ああ、これがアレか？」とわかれば、対策できるからです。

日本に「下痢と便秘」ゼロ宣言！　備えよ、便意!!

この本で、必ずや、お腹も心もスッキリする日々がやってくるでしょう。

プロローグ

幼き日々のお腹の苦しみ——僕はこうして医者になった

僕が「下痢と便秘」に特化した本を出そうと考えた理由。それは、僕自身が**下痢ラー**だからです。

あ！　この「下痢ラー」というのは、安室世代である僕の造語。常にお腹がゆるくて、下痢ばかりしている人をこう呼んでいます。反対に、常にお腹が張っていて、便秘に悩んでいる人のことを、この本では**便P**《べんぴー》と呼ぶことにします（ちょっと可愛らしい気がしませんか？　しないか……）。

この本では「下痢ラー vs 便P」という矛《ほこ》と盾《たて》のような関係を深掘りしていきたいと思います。

自分の話で恐縮ですが、生まれ育った家は、僕を含め4人家族。両親も姉もそろって便秘という家庭環境でした。

しかし、そんななか、僕だけが「下痢ラー」だったのです。

便Pもつらいですけど、下痢ラーもなかなかに強烈。僕の場合、小学生の頃は特にメンタルがキツかったですね。

もちろん、朝、学校に行く前にうんちはしてから家を出るんです。でも、学校でも催《もよお》しちゃう。しかも、僕のは腹痛付き。それも頻繁《ひんぱん》にです。「お腹が痛くなる＝下痢」なのでトイレに駆け込みたいんですが、小学生男子にとって、学校でうんちをするのはメチャメチャ嫌なことなんですよ。男の場合、オシッコ用と大便用のスペースは違いますから、大の所に入るだけで冷やかされるんですね。

休み時間にトイレに行って、大の所から出てきたのを見られるだけでも嫌なのに、授業中に「トイレに行きたいです（泣）」ってなった日には……。もはや悪夢のような光景になります。

僕の同級生のひとりは、我慢して、我慢して、そのまま出ちゃった……。しかも休み時間に、もう靴下のなかにまで入っているような状態で明らかににおっていて。彼はそれからずっと、その悲劇を同級生たちにからかわれ続けるという可哀想《かわいそう》なことになりました。

　僕にしたら「明日は我が身」。他人の経験ながら強烈なトラウマになり、「授業中、トイレに行けないのに、あんなふうにお腹が痛くなったらどうしよう」とひたすら恐れました。でも、哀しいことに、〝あんなふう〟なゾーンに入ると、逆に猛烈な便意が襲ってくるんです。

　トイレがすべて個室である女子が、どれほどうらやましかったことか……。「義務教育の学校の男子トイレは、すべて個室に！」と声を大にして言いたいです。

　さて、このようにお腹がゆるかった僕は、幼い頃から小2くらいまではいわゆる虚弱体質でもあり、風邪をひきやすく、病院通いが日常でした。

　幼稚園の頃、小児科で点滴をしている最中に聞こえてきたお母さん同士の会話を、今でもはっきりと覚えています。

「クリニックに〇〇先生がいてくれてよかった」「ホッとした」――。

　確かに、僕自身もその先生に会うと、なんか安心したんですよ。子ども心に「この先生は自分を救ってくれるすごい人なんだな」って。それが、いつしか「こんな人になりたい！」と強く願うようになったんです。

そんな原体験があって、今現在、医者になった僕。そう言えば、途中、お笑い芸人を目指そうとしていた時期もありましたね（遠い目）。

それはそれとして、結局僕は、どんな人にも痛みを我慢してほしくないんですね。なぜならば、僕自身が痛みにメチャクチャ弱いからです。痛がりで、注射も点滴も大嫌い。多分、小さい頃からの医者通いのトラウマでしょう。

だからこそ、「**これだったら患者さんは絶対に痛くない！　しかも安心安全・大丈夫**」な**内視鏡検査の方法などを、細部まで追究**しています。お陰様でそちらのスキルは自分で申すのもナンですが、すこぶる上がり、患者さんに喜んでいただいております。

唯一の弱点は、己の治療は直接できないってことですかね。注射はともかく、自分の尻に大腸カメラはなかなか入れられないですから（笑）。でも、いずれは自分自身の大腸内視鏡検査を、この手でしてみたいと考えています。

まずは今、僕が編み出した痛くない内視鏡検査のノウハウを、総合病院の後輩ドクターたちに伝える活動をしています。

患者さんにとってクリニックに行くのは、気持ちの面でハードルが高いかもしれません。ですが、少しでも気になることがあるならば、ほんのちょっと勇気を出し、時間を作って、信頼できるドクターを訪ねてみてください。

その前に、この本で予習するのも、いいアイデアだと思います。

うんちのお悩みは「知識」で楽になる！

僕は下痢ラーであると同時に、尿意も近い人間です。

いやね、わかってはいるんです。さっきの患者さんの診察終わりのタイミングでトイレに行っときゃよかったってことは！

でも、なんか、まだ大丈夫だと思っちゃったんですよ。

今日もスタッフに「ああ、先生は今、恒例のオシッコ我慢大会の最中ね」と苦笑されてるんだろうなぁという自覚は存分にありつつも、「そんなことに構っている暇はない！　僕には目の前の患者さんを救う使命があるのだ！　己の尿意など蹴散らしてやる！」と奮い立ち、必殺の奥の手を繰り出します。

題しまして「小に行きたくて仕方ない時の超裏技（男性限定）」。

ギュッと足をクロスして己の〝分身〟を挟《はさ》み込み、尿道口をブロック。こうすると、出そうと思っても出せないことを発見したんですね。たいていの尿意は制覇できます！

「〝大〟を蹴散らす奥の手は、さすがにないですよね？」――ですか？

はっきり言いましょう。

「これが、ある！」

どんなふうに便意をブロックしているのかお伝えする前に、医者としての日常に少々触れさせてください。

白状すると、僕は食後1〜2時間で催すので、たいていは1日3〜4回の頻度で「大」が出る。昼休みにランチを食べた直後では、トイレに行っても思うように出るわけもなく、そのまま午後の診察に突入。現状ウチの医院は、診察室で患者さんAを診ている間に、検査室で別の患者さんBの胃カメラや、大腸カメラの検査をスタンバイしてもらうような状態です。ありがたいことに、患者さんはたくさんお見えになる。

しかも皆さん、痛みや苦しみに耐えて待っておられるのだと思うと、医者の習性で「早く診察しなければ」という発想になっちゃうんです。トイレに行く時間がもったいなくて、開院時、ギリギリまで診察し、すぐに駆け込めるように、自分専用のトイレを診察室の奥にわざわざ作ったほどです。

ならば、そんな事情を万事見越した上で行動すればいいのでしょうが、そううまくいかないのが下痢ラーの複雑かつ難儀な点。

診察の時は患者さんと全力で向き合っているので、便意を感じにくい。しかし、検査に回ると、そうはいきません。当然ながら無言で取り組むことになり、一瞬「あれ？　出そうなのか？」とヒヤリとこみ上げてくることも。ここがまさしく腕の見せどころです。

僕は胃カメラも大腸カメラも大得意。入れるのも抜くのも、メチャ早いんですよ。「いやいや、ここは検査に集中だ！」と気合いを入れて便意の第１波を回避し、安全確実に検査終了！

波が去ったら便意も忘れますから、そのまま診察室に戻ります。患者さんと話しているせいか便意はよみがえらず、無事に診察終了。そのまま再び検査室へ。

検査始まる。無言で内視鏡を動かすうちに、「あ、そうだ！　俺、うんちしたかったんだ」とぶり返す。「なにくそ！　精神力だ、目の前のことに集中だ！」とこらえ切り、第２波を回避。そんなこんなを繰り返し、一段落ついたところでトイレに駆け込むことなど日常茶飯事です。

「**便意のコントロールは己の便通のタイミング把握と精神力である！　しかし、１００％ではない！**（ドヤッ）」

なんて胸を張るのもどうかと思いますが、今のところ診察も検査も滞《とどこお》りなく行われ、〝大粗相〟も回避できていますから、結果オーライでしょう（よい子は真似しないでくださいね）。

少なくとも今の僕には医学的知識があるので、「こうだからこうなんだな。じゃあ、今はこうしたほうがいいな」といった傾向と対策が即座にできるのは強みかもしれません。

〝ジモ〟がゆるいという体質は変わらずとも、何をどうしていいのかわからなかった幼い頃とは違い、「知識」があるだけでも精神的にずいぶん楽です（トイレもすぐそばにありますしね）。

このトイレ事情は、何も僕に限ったことではないかもしれませんが、どうも医者はトイレのタイミングを逃しやすい職業のひとつのような気がします。

結果、お腹の不調を抱え込んでしまったりして。まさしく〝医者の不養生〟とはこのことです。

胃腸を専門にしている医者ですら毎日、苦闘しているのですから、皆さんだって、出る時は出る、出ない時は出なくて当然です。便意のコントロールがままならないのは、あなただけではありません。

いいんです、これでいいんです。相田みつを先生じゃありませんが「にんげんだもの」、みんな、ある！

「だれにだってあるんだよ、ひとにはいえないくるしみが」です。

さあ、いよいよ本編です。

「ひとにはいえないくるしみ」をやわらげて、日常生活を穏便《おんびん》に、できることなら、お腹の心配を減らす術《すべ》を伝授していきましょう。

第1章

「うんちの不安」とサヨナラするための予備知識

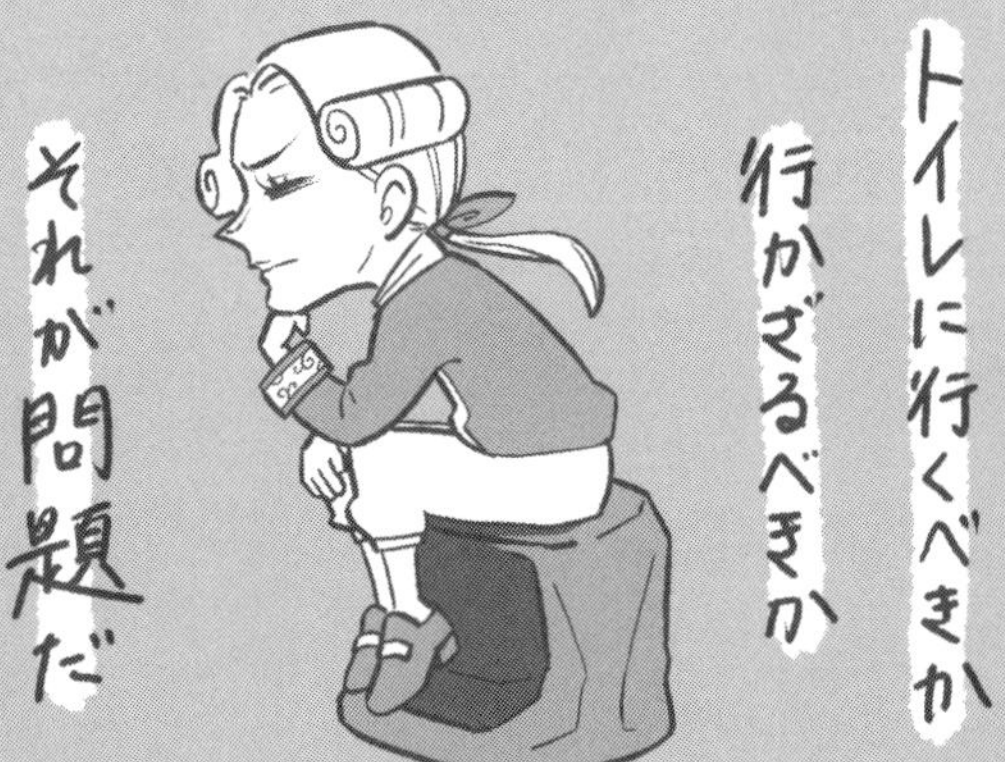

1-1

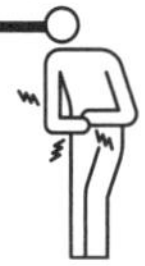

やっぱり病院行こうかな？ 決断までの3ポイント

皆さんは「うんち」に何らかの気がかりをお持ちだから、この本を手にしてくださったと思います。

人間は常に不安と隣り合わせの生き物とは言え、やはり心配しすぎはメンタルにもフィジカルにもよろしくはない。心身一如《いちにょ》の言葉通り、心と体は切り離して考えることはできません。体のためにも気がかりは解決あるのみです。

で、そのモヤモヤとしたお腹の不安。**解決の近道は医者に行くこと**に尽きます。やはり今、悩んでいるお腹の状態が悪い病気なのかどうかを確認するのが〝はじめの一歩〟になると思います。

喫緊《きつきん》に手術や治療が必要な可能性もゼロではありませんし、ご自分の不快感の原因を医者に診立ててもらうことで、「次の一手」が決めやすくなるでしょう。

とは言うものの、医者に行くのはぶっちゃけ、めんどくさい。わかります、僕も正直そうですから。何かと忙しいなか、時間を作って、延々待たされてと考えるだけでも、萎《な》えますもんね。しかも、病院自体が怖い方もおられるのではないでしょうか。「行くべきか」「行かざるべきか」のハムレット状態に陥《おちい》ることもあると思うんです。

僕は、「うんちで悩むくらいならサッサと医者！」派ではありますが、「行き時」がわからないという方のために「いつ行くか？　今でしょ！」のポイントを3つ挙げてみたいと思います。

①症状が出てから1週間以上たってもよくならない場合
②症状が出てから3〜4日たって、どんどん悪化している場合
③最初の症状に加えて、他の症状も出てきた場合

このいずれかに該当する場合は、速やかに受診です。それも消化器内科、できれば内視

鏡検査をやっているクリニックを訪ねましょう。

自己判断のひとつの基準としては「症状がどのくらい続いているのか？」。3日から1週間以内でしたら様子見でもいいかと思いますが、取りあえずはご自身の感覚に従うのでOK。**「前より悪くなっている」あるいは「全然よくならない」と感じたならば、それは「医者へGO！」のサイン**です。

患者さんがいらした時、僕たち医者が真っ先に考えるのは「悪い病気かどうか？」ということです。まずは、大腸がんなどの重篤な病の可能性を消しておきたい。そのためにも、基本的には大腸カメラなどの検査をしたいんです。便通に関する症状でしたら大腸カメラ。大腸カメラはその名の通り、大腸を診ます。

さらに、お腹の上部の症状まで診たいということになれば、胃カメラ。食道と胃を診ます。あとは、お腹の超音波検査。膵臓《すいぞう》や肝臓、腎臓、胆《たん》のうなどをチェックします。病変にもよりますが、黒く映ったり、白く映ったりします。

血液検査も入れた合わせ技でやっていくこともありますが、大腸カメラ、胃カメラ、超音波の3セットをやっておけば、お腹の病気はだいたいカバーできます。検査の結果と併せて、「こういう症状が出ている場合は、この病気かも」と探っていくんですね。

一番まずいのは、実際は重い病気が隠れているのに、患者さんご自身が気のせいと思い込んだり、あるいは様子見を決め込んでしまうこと。ですから、僕はけっこう早い段階で内視鏡検査を勧めています（もちろん、ケースバイケースです）。

ひと通り検査を行い、「やっぱり何もなかったね」ということをきちんと確認した上で、次に進みたいわけです。

同じ症状が出ていても、当初疑ったのとは別の病気というケースもありえます。症状は似ているけれども、この病気ではないなと、ひとつひとつ除外していくことによって、最終的に残ったものが診断名になるんですね。これを**除外診断**と呼びます。下痢や便秘で苦しんでいる人は、この除外診断によって最終的に残った「過敏性腸症候群」の診断が下ることが多いです。

これは文字通り、腸が過敏に反応している病。ストレスが大きく関わっていると考えられています。

腸の動きは自律神経によって制御されており、ストレスを感じると自律神経が乱れて不規則になってしまいます。結果、腸の動きが過敏になると腹痛や下痢を引き起こし、逆に緩慢になると便秘の症状が出るんですね。

あなたを苦しめている下痢や便秘の症状の正体は、過敏性腸症候群によるものかもしれません。

過敏性腸症候群は、生きるか死ぬかの病ではないことは間違いありません。

逆に言えば、「腸はなんでもないのに、症状が出ちゃってしんどすぎる」毎日になりがちなので、患者さんは余計にどうしていいのかわからなくなる。人によっては本当に気分が滅入ってしまうこともある、いまいましき病なんです。

しかし、「**生死に関わるような病じゃなくてよかった**」**という診断を得ることも、また大事なこと**。これも不安を取り去る大きなポイントです。安心して快復へのステップを踏み出しましょう。

うんちの話は、たとえ医者相手であっても相談しづらいかもしれませんが、当方の診察室では毎日、「うんち話」テンコ盛りです。いわばうんちは天気の話題と同列くらいの、ごく普通の会話になりますから、変な気遣いはご無用です。

「お腹やうんちが、なんか変だ……」という場合は、〝餅は餅屋〟の医者に行く！

「消化器内科に相談」というカードがあることを、忘れないでくださいね。

1-2

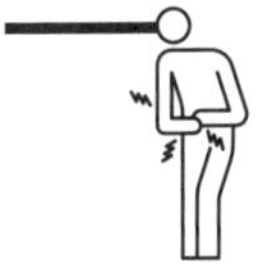

診察は「診察室に入る前」から始まっている

僕は毎日、１００人以上診察していますが、ひとりひとりの患者さんのことは覚えています。

さすがに数年ぶりとかだと難しいですが、お顔とカルテを見ただけで「あの時の、あの患者さん！」という情報が脳裏にパッと再生されます。自然と、顔と症状をリンクさせて覚えているのでしょう。

実はこれ、「医者あるある」。学校の先生や美容師さんが、卒業生や以前担当したお客さんの顔を見ただけで、瞬時にその人のことを思い出せるのと同じかもしれません。

顔のパーツだけでなく、表情や身ごなしにも皆さんそれぞれ個性があり、心身の調子が如実《にょじつ》に出ますよね。だから僕は、患者さんが診察室に入ってこられる瞬間から観察しています。

まず、足取りからして違うんですよね。メンタルが落ちている人は、お呼びしてから入ってくるのに時間がかかる。ドアを開けるのも、なんとなくゆっくり。入室しても、目の前に患者さん用の椅子が置かれているのに、そのまま無言で立っておられる方が多いです。あるいは、ドンヨリとした声で「(ここに座って)いいですか?」と尋ねてきたり。もちろん患者さん用の椅子ですから、僕に断らずとも、すぐに座っていただいて構わないのに。心が弱っている患者さんはそんな感じになりがちなんですね。

このように、患者さんの一挙手一投足は診断のちょっとしたヒントになります。まさに診察は、「診察室に入る前」から始まっているのです。

過敏性腸症候群を患っている方は、どちらかと言えばデリケートな面が多々あるタイプ。繊細な人はダメージを受けやすく、メンタルが蝕《むしば》まれているケースもあります。仕事中に細々としたことに気付く人も、神経が昂《たかぶ》りがちなので胃腸にダメージをきたす場合は多いと思います。鈍感な人は、いい意味でこの病にはかかりにくいです。

過敏性腸症候群の人は、神経が敏感に反応しやすいんです。性格的には責任感が強く、真面目でやさしい。人としての美点や長所が、自分を必要以上に痛めつけている原因にもなっているんですね。

「お腹が痛くなったらどうしよう？」と、まだ起きてもいない近未来を心配すること自体が「今、過剰に神経を使っている」状態です。神経の動きが昂ると、その反応として腸に出るんです。

実は**腸は正直で、脳が感じるよりも早く「嫌だな」というストレスを察知**してしまう。だから、ストレスは腸にくるんですね。

僕自身も過敏なタイプです。大雑把《おおざっぱ》な面もあるわりに、自分が気にしていることにはすごく細かい。特に仕事については自覚しています。

さらに、僕のストレスは「時間」です。不可抗力で計画が予定通りに進まない場合、例えば電車が遅れて約束に間に合わないとか、何時までにあそこに行かないといけないのにまだ終わらせられないとか、けっこうストレスになっちゃいます。

で、どうなるのかと言えば、下痢です。

僕は下痢ラーですから、ストレスがかかると下痢になる。「ああ、今日はダメだ！　お腹痛い！」となりがちなんです。

これは気質だから、仕方ない面もあります。さらに、食生活を含めた環境の影響もある。

腸にとっては、先天的なことや後天的なこと、様々な要因が複雑に絡み合って、ストレス勃発《ぼっぱつ》の引き金になるんですね。

だからと言って、あきらめる必要は全然ありません。対策次第で改善できる。10の痛みをいきなり0にすることは難しくとも、7にし、5にしていくだけでも、暮らしの快適指数は格段に上昇します。

まずは、

①ご自身の行動パターンの把握
②意識改革
③医療に頼る

この3つのアプローチが大切です。

過敏性腸症候群は、人によって、あるいは症状に応じて、薬を使い分けたり、効き目を見ながら変更する必要がある大変やっかいな病です。治療の匙《さじ》加減が非常に難しく、全員に等しく効く薬もありません。

それでも、僕は言いたい。

過敏性腸症候群は、治せます！

お困りの症状を、薬によって起こらなくするのは可能です。ただし、同時に①の行動パターンの把握と②の意識改革も、快適な毎日のためには必要不可欠です。

病とも、医者とも、長い付き合いになるかもしれません。でも、僕は先ほど紹介したような元気がなかった患者さんがちょっとでもよくなると嬉しいです。

医者の喜びは、患者さんが治って笑顔になること。これがすべてです。

1-3

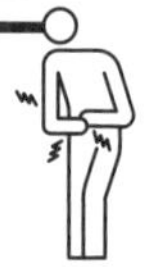

医者のテクニック次第で「内視鏡検査」は超快適

医者が嫌われるのは、「痛いことをする人」という幼い頃からの〝刷り込み〟のせいかもしれません。

注射も点滴も大・大・大嫌いな僕には、その気持ちが痛いほどわかる。「大腸カメラの検査をしましょう」と告げた時、患者さんが不安そうな顔つきになるのも無理からぬことと思っています。

ただ、内視鏡検査は、医者のテクニックや方法によって「え？　今まで何におびえていたの？」っていうほど、楽にできるということは知っていてほしいです。

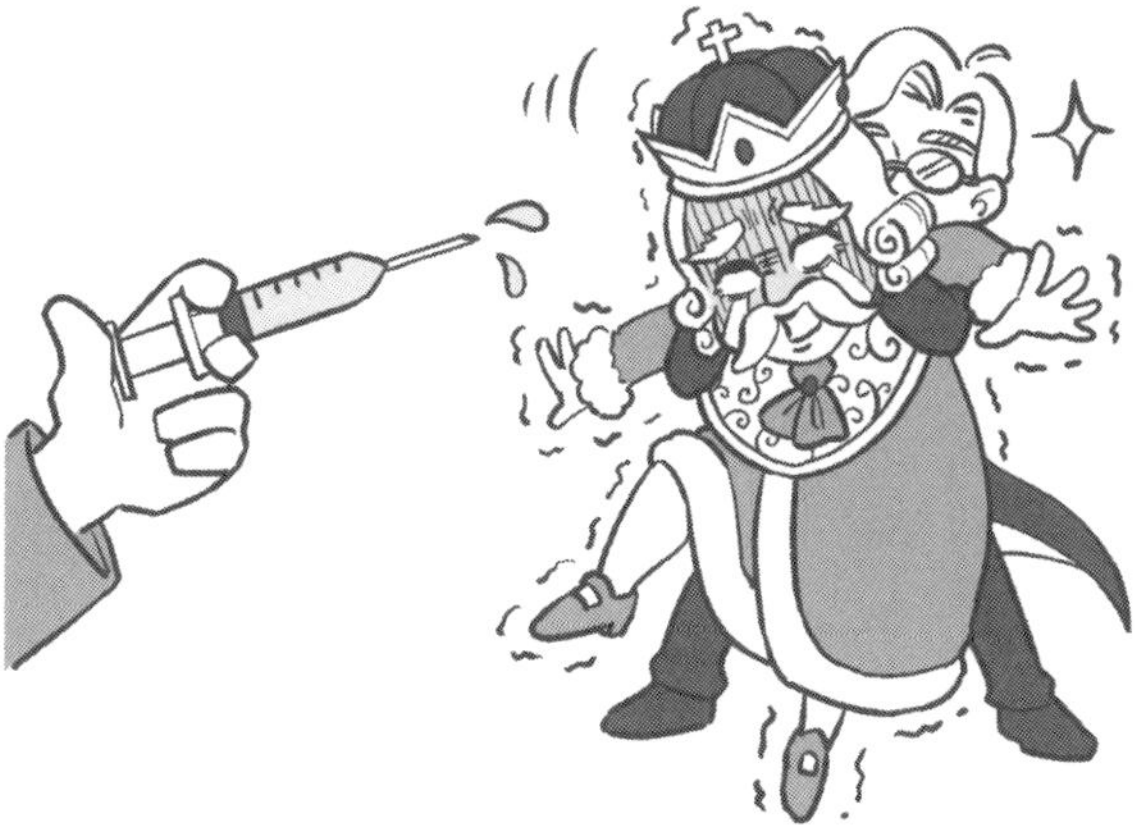

僕の病院では、必要があれば、胃カメラと大腸カメラの検査を同時にしていますが、かかる時間は10分程度。鎮静剤を使って、ふだん睡眠をとっているのと同じ状態で検査をしますから、目が覚めたら、すでに終わっています。

つまり、**数分寝ている間に検査終了**なので、挿入されているチューブの違和感も、痛みもないんですね。

検査に対する痛みの不安にプラスして「もしも、麻酔から覚めなかったらどうしよう?」と心配される人も、なかにはいらっしゃるでしょう。

僕は患者さんの性別、年齢、体格、体重などの個々人の状態を見て、投与する麻酔の量や種類を調節しています。当然と言えば当然ですが、患者さんにとっては安全かつ楽に検査を受けられるというわけです。

さらに、心身のご負担を抑えるために、検査も手早く行っています。大腸カメラの場合、終点である盲腸まで入れるのに2〜3分。挿入時間は短ければ短いほど楽なので、検査はスピード勝負。患者さんにとってはそれこそアッという間です。

もちろん**必要最小限の時間はしっかり麻酔をかけますし、ダラダラやらないから痛みは感じません**。

怖がりの人にとっては「大腸カメラを入れるくらいなら、死んだほうがマシ！」なぐらいハードルの高い検査かもしれませんが、お話ししたように、時間は数分、しかも痛くないということがわかりさえすれば、受けてみようという気になりますよね。

快適な毎日のためにもぜひチャレンジしてみてください！

1-4

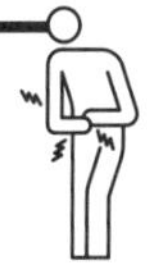

「先生、便がくさいんです」——自己申告は快復への第一歩

「白衣高血圧症」ってご存知ですか？

自宅で血圧を測ると正常範囲内なのに、病院で測定するとビーンと高くなっちゃう。身に覚えのある方はけっこうおられるのではないでしょうか。

原因はズバリ、医者や看護師を前に緊張してしまうこと。心身が「興奮モード」の時に活発化する交感神経が優位になった結果、一時的な血圧上昇に見舞われてしまう。

病院という場所は、かくも人を緊張させてしまうものなんですよね……。なるべく患者さんにはリラックスしていただきたくて、僕も日々、あの手この手を使っています。

診察の時に気をつけているのは、こちらから誘導質問をしないことですね。**まずは、患者さんに自由にお話ししてもらいたい**んです。

例えば「お腹が痛いんですか？　このあたりですか？　ずっと痛いんですか？」と医者側が矢継ぎ早に質問してしまうと、患者さんは、それこそ「はい」か「いいえ」でしか答えられなくなる。ただでさえ緊張されているんですから、一歩間違えば〝尋問〟になりかねません。

でも、先に患者さん側から困っていることを説明してもらえると、話をしているうちに緊張も解《ほど》けてきますし、こちらとしても、患者さんの言葉や動作から、今置かれている環境まで推察できる。総合的な診断がつきやすくなるんですね。基本的には、何でもざっくばらんに打ち明けてほしいです。

先日も、深刻そうな表情で来院された患者さんに、いきなりこう切り出されました。

「先生、便が――くさいんです」

そう言ったきり、思い詰めたように押し黙っています。

便が、くさい!?　一瞬面食らいましたが、僕も医者のはしくれ。気を取り直して「今までのにおいとは違いますか？」と問診を重ねました。

いえ、普通に考えれば、うんちはくさいものなんですよ。腸内環境が悪いと、ガスも便もさらにくさくなることはあるけれど、そんなに異常事態ではありません。でも、当の患者さんにとっては、事は深刻。悪臭の原因が何かわからないから不安なんですよね。

　このように皆さん、何らかの悩みがあって病院にいらっしゃる。もちろん、治したい一心で。僕は患者さんの「生きたい！　治りたい！」って気持ちを大事にしたいんです。だから、不要な我慢はしてほしくない。我慢するのは、急に来た便意だけで充分です。

　体はある日突然、勝手に悪くなるわけではありません。そこには必ず、何らかの因果関係が認められます。人それぞれ、いろいろな症状がありますが、そのすべてに理由がある。特に**過敏性腸症候群の場合は、環境や性格因子の影響が大きい**と考えられています。とてもデリケートな病であるからこそ、僕は、患者さんをじっくり観察し、お話を伺うことを何より大切にしています。

　治療とは関係ない世間話を始める方については、他の患者さんの診察に支障をきたさないように、ある程度はこちらで誘導する必要がありますが、やはり的確に患者さんと情報を共有したい。そのためにも、まずは患者さん側から自己申告していただき、もう少し詳しく知りたい部分を聞き出して、現状を正確に把握するのがベストだと考えています。

　僕が患者さんから教えてもらうと助かる情報は、以下の6点です。

①いつから？
②どこの、どんな症状が気になっているか？
③今までも、こういうことがあったか？
④痛みに波はあるか？（ずっと痛いか、それとも時々痛むのか？）
⑤熱はあるか？
⑥便通はどうか？（下痢なら1日何回、便秘なら何日に1回）

もちろん口頭でなく、**メモ書きでも大丈夫**です。

医者を目の前にすると、頭が真っ白になる患者さんもおられるはず（僕の顔が怖いせいならば、生まれつきなので大変申し訳ないですが（笑））。初対面の医者に「人見知り」しちゃって、うまく伝える自信がない方は、①〜⑥の情報を記載したメモを最初にご提示くださいね。質問があれば、併せて箇条書きにしてくれると嬉しいです。そのほうが漏れも少なくなるでしょう。

僕は、患者さんが「結局、言いたいことは言えず、聞きたいことも聞けなかった」という残念な思いを抱えて帰るようなことはあってほしくないんです。

医者にかかる時の参考になさってくださいね。

1-5

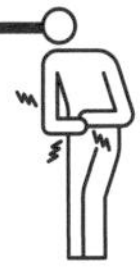

消化器内科医は血便がお嫌い

第2章以降の下痢と便秘の話題に入る前に、ぜひお伝えしておきたいことがあります。

それは、血便。

うんちで悩む患者さんには大腸カメラなどの検査を勧めると先述しましたが、誰彼なしに勧めるわけではありません。例えば、「過敏性腸症候群で、もう何十年も前から同じ症状」という方であれば、そんなに早急に検査を受けていただかなくてもいいと思うんです。

検査をしたほうがいいと考えるのは「**症状に変化がある**」**患者さん**です。「以前は○○だったんだけど、最近、××になってきました」というケースです。

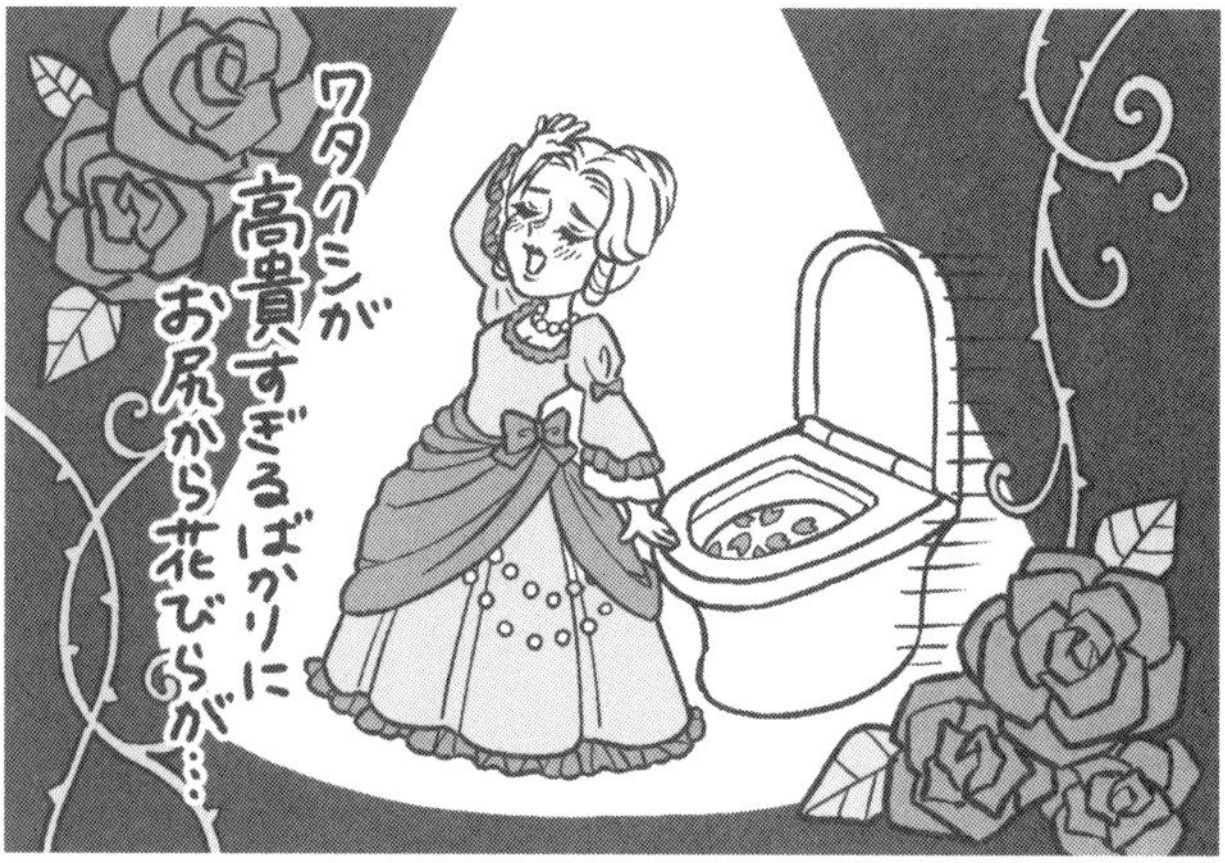

特に、変化というより「悪化」している場合には、じっくり検査することになります。

ここで、僕は皆さんに強く訴えたい。

「うんちの時に血を見たら、ほっとかない！」

と。

よく患者さんに「どのくらいの血の量だとマズいんですか？」と質問されますが、僕ら医者にしたら、量の問題ではない。全部嫌なんですよ。尻から出る血は全部、嫌！

便器を薔薇《ばら》の花びらで満たしたかのような鮮血も嫌ですし、オーロラのようなうっすらしたのも、ペーパーにほのかに付くヤツも、全部、全部、嫌なんです。

血便は大腸がんなど重い消化器系の病にとって、一番不吉な予兆。僕にとっても最も心配なサインだから、症状のある方には真っ先に検査を勧めます。

もちろん、回数が多いほうが深刻です。1回だけよりも、そりゃ何回か続くほうが嫌。よりリスクが高い症状だからです。

大腸がんにも様々なケースがありますが、意外と血はバーッと出ないものなんです。便でこすれて、少々出血するくらい。脅かすわけじゃないですが、「**ちょっとだから平気だろう」と甘く見て放置するのは危険**です。体からのサインを大切にしてください。

若い人たちもぜひ、うんちの血には気をつけていただきたい。

確かに20代前半までの大腸がん発症は珍しいですが、だからと言って、「若いから大丈夫！」「きっと切れ痔」とスルーしないでほしいんですね。

今は、**早期発見ならば**、**大腸がんは内視鏡で取れちゃいます**から。がん切除後も、ステージが進行していなければ、抗がん剤や放射線治療も必要ないケースがほとんどで、元気に生きていけます。

もし「痔」であるならば「あなたは○○痔です」という診断結果が出て、治療すればいいだけ。逆に安心ですよね。

どうか大事になる前に「血便は気にしとけ！」って、医者として声を大にして叫びたいです。

1-6

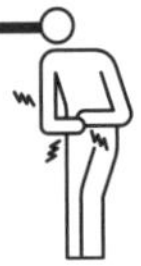

押さえよ、証拠！ 気になるうんちを速攻パチリ

前項で血便について触れたところで、この話もしておきましょう。

なんとなく気になるうんちを産み落とした際には、ぜひスマホなどでパチリと撮って医者に見せていただきたい。画像を開いて「先生！　私の便を見てください！」と言ってくれたらＯＫです。

こちらは患者さんの不調にまつわる情報がほしいわけですから、うんち画像は正確かつ大変有効なアイテム。真面目な話をすれば、ありがたい。「血便が出ました。こんな感じです」と最初に見せてもらえると、情報が画像としてパッと入ってくるので嬉しいです。

真面目じゃない話をすると、正直あまり見たい物ではない（笑）。見たくはないけれど、僕は「うんちのプロ」ですから、どうしてもプロ意識が勝っちゃって、すぐに「どれどれ？」と反応してしまう。いわゆるひとつの職業病かもしれません（笑）。

あ！　付け加えますと、**現物は不要**です。

わざわざ持ってこられる患者さんもいらっしゃるんですよ。「先生！　血が出た！」って、ビニール袋とかティッシュにくるんで、後生大事にお持ちになる。

「便、見ますか？　もしよければ……」って切り出されると、「いや、見ないです」とも言えず……しかも、どうしても医者としての興味が上回って、結局見ちゃいます。確かに、色とかは絶対にチェックしたいですからね。

ただ、なりゆき上、患者さんは素手でうんちの入った包みを広げることになりますよね、診察室で。

「先生、これです」「なるほどこれか」となったとしても、です。

万が一、「これ」が何かの感染原因にならないとも限らない。危険は院内だけにとどまりません。ブツを採取した自宅でもいろいろな箇所に手を触れているでしょうから、ご本人はもとより、ご家族にもよろしくない。現物は招かれざる客、「ＮＧ」です。

今の時代にはスマホがあります。「オヤ!?」と思ったら、撮る。そして医者に見せる。それで万事オーライです。

冒頭でも少し触れましたが、願わくば、**ブツの写真は診察の始めに見せていただきたい**です。そのほうが話が早いんですね。最後に、なんか〝とっておき〟みたいに出されると、「今まで聞いていた話と全然違うじゃないか!?」ってなっちゃうこともママあるんです。

例えば、患者さんに「便が黒いんです」と相談された場合。医者サイドが思う黒はコールタールのような黒色なんですが、実際には「いつもより黒っぽいだけ」というのもよくあるケース。最初にブツの画像を見せてもらえれば、「この黒なら大丈夫」と素早く診断できます。

やっぱり、言葉だけで微妙な色を表現するのは難しいですから、実際にチェックできるのは医者としてありがたい。しかも、現物よりもスマホだと、さらにありがたい。患者さんと医者、双方の誤解を回避する意味でも、ぜひ心に留めておいてください。

うんちの色の話が出たので、少し付け加えておきましょう。

前項でもお話ししたように、血便の場合はたとえ1回でも望ましくありません。すぐに写真で押さえてください。医者は〝証拠写真〟を見れば、「これは問題なし。これはちょっと……」とジャッジできます。

気になったら、ともかくパシャリ。赤も気になりますが、**黒も血が混じっている可能性があります**。白が連日続いているならば、胆汁《たんじゅう》が止まっているかもしれない。便は胆汁によって茶色になっています。**白い場合、胆石や胆管炎、ひどいケースだと胆管がん、すい臓がんの恐れも**。要注意です。

では、理想のうんちとは、どんなモノなのか？

健康体であれば、茶色っぽいのが普通。いい感じのうんちはバナナ状で、水中でフッと浮いて、フーッと沈みます。まあ、浮く浮かないまでじっくり観察する必要はないですが、自分のうんちが軟らかいのか、硬いのかくらいは知っておいても損はないです。

また、下痢か・普通便か・コロコロ便かを把握するのを習慣にしてもいいでしょう。基本的には、バナナ便よりも密度が高いコロコロ便のほうが早く沈みます。下痢だとその逆で、パーッと水面に浮きますよね。

とは言いつつ、僕自身は自分のブツをあまりじっくりは見ないです。くどいようですが、僕は下痢ラーです。下痢ラーは何回も拭かないとダメなんですね。

自宅と職場以外では温水洗浄を使わないようにしているため、外出先だと最低でも一度の用足しごとに5回は拭くことになります。
「嗚呼、まだ付いてる！」「まだか!?」「まだか!?」
というように「拭き取り完了」が最優先課題となって、何度もペーパーを確認することに。さすがに血が出ていたらわかります。

さらに申せば、お尻を拭いている時に、便器の底に産み落としたブツが自然と目に入る。これは、下痢ラーの知られざるメリットかもしれません。意識せずとも、我がうんちを観察していることになりますから。

でもね、いくらメリットがあると言ったって、僕からすればやっぱり羨ましいですよ、便Pの人が。怒られるかもしれないけれど、皆さん1回拭いて終わりでしょ？　こっちはいったい何回拭いてるんだって話になる（笑）。

僕は今までの人生で1回しか便秘になったことがないので、正直、便Pは拭かなくていいから楽だなっていつも思ってます。これ、便Pさんへのエールのつもりですよ!?

人間って、つくづくないものねだりの生き物ですね。

1-7

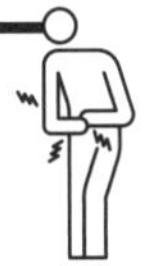

医者は患者のお腹を触って「何を」診る？

患者さんがお腹や胃のあたりに何かしらの症状を訴えた場合、とにかく触診は欠かせません。

人によって伝え方は千差万別。「痛い」と顔をしかめる人もあれば、「気持ち悪い」とうめく人もいる。「張る」「苦しい」と表現する人もいます。訴え方は人それぞれですが、僕は必ず患者さんの表情を見ながら触っていきます。

人間ってよくできていて、本当にヤバい時、そこまでひどくない時、まったく平気な時では顔色が変わるんです。心底痛い時は、こうなります。

「アイタタタタタタッーーーーー！！！」

まさに悶絶。

だから、お腹を押しつつ、患者さんの顔色もチェックしているのです。

「ここ、痛いですか？」とお声がけしながら、まずは痛くないと思われる部分から触っていきます。「痛い」と訴えているところからいきなり触ると、お腹が緊張しちゃうんです。患部をダイレクトに押すと、当然患者さんは痛い。その後で他の部位を触ると、今度は痛くない部位までもが痛く感じてしまうんですね。

「触診は遠くから」は鉄則です。

つまり、痛い部分には徐々に近寄っていくイメージ。

仮に痛みを感じている点がAだとすると、遠巻きに攻めていく。まず、Aから遠いBに行く。患者さんに「次こそAに来るかな？」と思わせておいて、全然違うCに行ったりね。

「ここは痛くないですね」と確認しながら、最後「ここですね」と患部を特定します。

でも、患者さんによっては「そこじゃないです、もっとこっちです！」と僕の手を取って誘導してくれることも。「痛くないところから触ってるんですよ」とお伝えすると、「あ、そうでしたか」と納得されますが、親切な方、わりと多いですね（笑）。

このように、少しでもお腹に違和感を訴える患者さんに直接触っていくのは、痛みの程度を診たいから。**どの臓器に、どの程度の痛みがあるのかを押して見極めることで、緊急度合いがわかります。**

「ここ、痛いですか?」と聞いて「う〜ん、その辺かなぁ?」というあいまいな返事ならば、そこまで大ごとではない。また、「ここが痛いんです!」と訴えている部位を押した時、「ああ、そのあたりです、ええ」といった比較的冷静な反応であれば、そんなに心配はいらないんですね。

もちろん軽い痛みでも、がんなどの重篤な病の可能性もゼロではない。患部を特定したら検査をしたほうがいい場合も当然あります。ただ、慌てずしっかり精査していけばよいと考えられます。あまり多いケースではありません。

患部に膿《うみ》がたまるなど炎症が起きていて、今すぐに治療が必要なケースは、お腹を押した瞬間にわかります。押すと顔色が変わるほどに、痛いからです。

患者さん自身が痛い箇所を特定するために「押す」のと、医者の「押す」は別物です。かなり強めの力で、臓器に触るくらい押す。けっこう痛いはずです。先ほどの「アイタタタタタタタッーーーー!!!」級の悶絶は、まさにシャレじゃないレベルなんですね。

痛みが強ければ強いほど、医者に触られるのは「勘弁!」と思っちゃうかもしれませんが、正確な診断につなげる第一歩でもあるので、どうかお許しくださいね。

「どこが痛いかわからないが、なんか痛い」とおっしゃる患者さんは、痛みが移動した可能性が考えられます。「あれ？　ここが痛かったはずなのに、今は別の場所が痛い」という具合に、まるで痛みが引っ越しでもしたかのように感じるケースですね。

これは、タイムラグも関係していると思います。

痛みを感じているのは事実なので「やっぱり医者行こう」と病院を予約して、実際に受診するまでに時間がかかったような場合。その間に痛みが治まったり、最初に痛かったはずのところが痛くなくなり、また別の場所が痛くなったりということはあり得ます。つまり、ずーっと同じ場所が痛いわけじゃないんです。

「さっきはあの辺が痛かったんだけど、でも、よくここも痛くなって、前はそっちも痛かったです」という人ほど、あまり心配はいらない。

過敏性腸症候群は、腸のいろいろなところが痛いです。でも、痛みを感じるのは腸の動きが強い時が多い。触診はそのことを確認するためのものなんですね。

要するに、**移動したり、痛かったり痛くなかったりという波がある痛さは、そんなに慌てなくても大丈夫**。

ただし、例外もあります。虫垂炎《ちゅうすいえん》、いわゆる盲腸は痛みが移動するのが特徴です。最初は「胃が痛い」と感じることが多く、2〜3日たつと、胃よりもお腹の右下が痛くなってきます。

こういう例外はありますが、僕たち医者が言う「**マズい痛み」というものは、やっぱり、ずーっと同じところが痛い**んです。仮に、お腹の左下に病変があり、患者さんが痛みを感じてから受診するまでにタイムラグがあったとしても、左下の痛みが消え去って、まったく別のところが痛くなるようなことはあまりありません。左下に病変があれば、左下はずっと痛いはずです。

同じ場所が痛いのは、何かがそこにできているのではないかという〝気になるサイン〟です。基本、「痛みは移動しない」んです。また、同じ場所を中心に痛い範囲が広がる場合は、より悪化していることが考えられます。

同じ箇所がずっと痛かったり、だんだん痛みが増したり、あるいは同じ場所を中心に痛みが広がる場合は、時を置かずに病院に急行してくださいね。

痛みは体からの大切なサイン。気になることがあったなら遠慮なくお医者さんに行って「その痛みの正体」を確認しましょう。

1-8

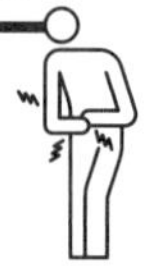

「ウンコ日誌」をつけてみよう

「一日一便《いちにちいちべん》」。う〜ん、いい言葉です。

何はなくとも1日1うんち！　それもできればバナナ便!!　これぞまさしく人類の理想。もし、『ドラゴンボール』の神龍《シエンロン》が「さあ、願いを言え」と出てきたならば、僕は「すべての民にバナナ便！」と叫んじゃうかも。

まあ、1日2〜3回でも、2日に1回でもいいっちゃいいですけど、飛行機の運行ダイヤ並みに1日3便がデフォルトの下痢ラーの僕としては、一日一便のバナナうんちは憧れです。

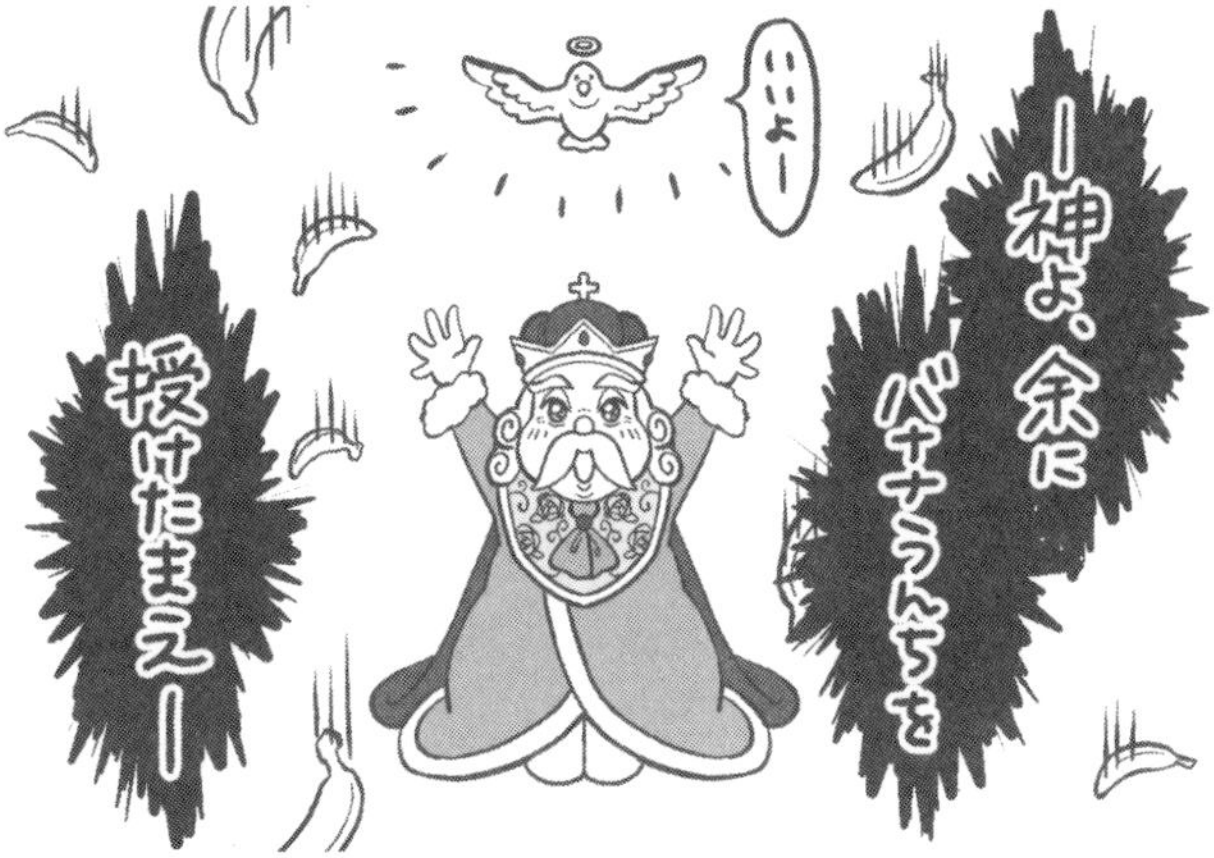

得てして理想と現実の間には、深くて暗い川が流れているものですが、怯《ひる》んではなりません。うんちで悩める我らはあきらめることなく、この川を渡って一日一便・バナナ便の実る桃源郷《とうげんきょう》を目指そうではありませんか。

　というわけで、うんちに一喜一憂している皆さんに、僕からの提案です。ぜひ、『**ウンコー日誌**』をつけてみてください。

　まず、ノートの縦軸に日付、横軸に0時から24時までの時刻を書きます——あ！　ここで早くも「メンドくさ！　無理〜〜！」となった方のために、巻末にウンコー日誌のフォーマットをご用意しました。コピーしてぜひご活用を。記入例を219ページにご紹介しています。参考になさってください。

　やり方は簡単。うんちが出たら、当日の、

その時刻の下に印をつけるだけ。

「バナナ便、最高かよ！」であれば○、コロコロなら□、軟便なら△、下痢ならば×って具合。出なかったら、その日は空欄に。

量も知りたいところですから、印の横に大中少と書ければ、なおグッド。もし腹痛もあったならば、☆印を追加してください。端っこあたりに10段階評価の「痛みレベル」なんてものを付けてもらえると、さらにいいです。

余力があれば、備考欄に気付いたことを簡単にメモするのも素晴らしいですね。例えば、「焼肉（夕飯）」とか、「クソ上司と面談」とか。直感で「これか？　原因は」と思ったことを軽く書き添えておく。ただし**頑張りすぎないで、あくまでも「軽く」「シンプルに」が大事**。

僕らは、ただでさえ、うんちに翻弄されている可哀想な民なんですから、メモごときに神経を使ってはいけません。なるべく簡単なのが一番です。

この日は出た！　この日は出ない……といった事実を目に見える形で残していくと、後で見返した時に「なるほど、5日に2回出たのか」と一発でわかる。これすなわち「あなただけのデータ」になっていきます。

「俺って腹痛起こすのは、たいてい昼飯の後か……」とか、「下痢したあの時は大事な会議があったな」とか、「便秘マークのついているこの日は、確か旅行中だった」とかね。ちゃんと「あの時、何が起こってた？」という貴重なデータがあなたの傾向を割り出していきます。

もし100回、200回と集めたデータのなかに、「これ食べたらジ・エンド」という食材が20個あったら、すごい確率ですよね？　例えば「必ず下痢する食べ物ベストテン」が出せちゃったりとか、楽しくないですか？

下痢ラーである僕のデータを公開すると、「焼肉」「寿司（特にマグロ）」「ケーキ」がトップ3。要は、脂質なんです。ケーキは意外とヤバくて、生クリームは脂《あぶら》です。

他にも夏場、エアコンが効きすぎた寒い場所に長時間ご滞在とか、緊張するような発表会とか、1－2でもお伝えしたように不可抗力なストレスなどが腹を直撃します。

こんな過酷な状況でも、下痢の痛みに悶絶しながら「ア〜！　まただ！　まただ！　まただ！」と己のデータを収集し続けるうちに、「傾向」が摑《つか》めてきました。データは裏切らない！（キリッ）。まあ、これは、長年の「まただ」の積み重ねとも言えるんですけどね。

いずれにしても、データは多ければ多いほど精度が上がって、確かな資料になる。**「便秘の時は下痢になる行動をし、下痢の時は便秘になる行動を取るべし！」**という戦法も可能になります。

下痢と便秘は矛と盾のような関係ですから、ある意味、簡単。便秘が嫌なら、「これ食べると下痢になるぅ」ってのを食べればいいんです。そうしたら薬飲まなくても、うんち出ますから。1日でやめておけば何の問題もありません。そうやってコントロールできるよ、という話です。

この方法はデータが少ないと難しいので、日誌は長く続けたほうがいいのは確かですが、まずは無理のないところで2週間トライ。いつうんちをしていて、いつお腹が痛かったのかを把握しましょう。

実は、このデータ収集。**医者にとっても、ぜひ見せていただきたい資料**になります。

「イタイイタタ、クソー、腹がイテー！」であれば、ウンコー日誌に☆がちりばめられるはず。仮にその日を痛みＭＡＸのレベル10としておきましょう。

あなたは意を決して医者に行き、薬をもらいます。でも、毎日飲んでもまだお腹が痛い。薬が切れる頃に再び来院したあなたは、医者に向かって「まだ痛いんですけど」と訴えます。だって、痛いから。

しかし、医者のほうは、こんなふうに思いがちなんですね。「あれ？　まだ薬が効いていないのかな？」と。

「0か100か」という感覚で来院される患者さんは、ちょっとでも痛みがあると「まだ痛いです」と訴えられるケースが多いです。しかし、実際には「痛みレベルは当初の10からは下がっていて、今は6あたり」というのもまた、よくある話なんです。

そうした時、ウンコー日誌を持ってきてもらえると、実態が一目瞭然《いちもくりょうぜん》なんですよ。「この日はレベル10だったけど、今は6。ならば完全ではないながらも、処方した薬は効いている」と**状況を的確に掴めて、薬を減らすか増やすか、または変えるかの判断が容易に**なります。もちろん、患者さんにとっても完治に向かいやすい。

どこが最重要な情報なのか素早く見極めるためにも、できれば僕はウンコー日誌を見せてほしい。「便がちょっとおかしいんで、毎日つけてみたんです」って診察室で広げてくれたら、医者なら「一発ポーン！」で、すぐ事態を把握できます。

さあ、我が愛しき同胞の下痢ラー、そして便Pたちよ。我らにはこれがある！

日々お腹を通過するブツの運行日誌、ならぬウンコー日誌。

「ピンチをチャンスに！　下痢や便秘が嫌ならメモを取れ!!」です。

食べて、消化して、出す!!
「小腸&大腸」
イラスト図解

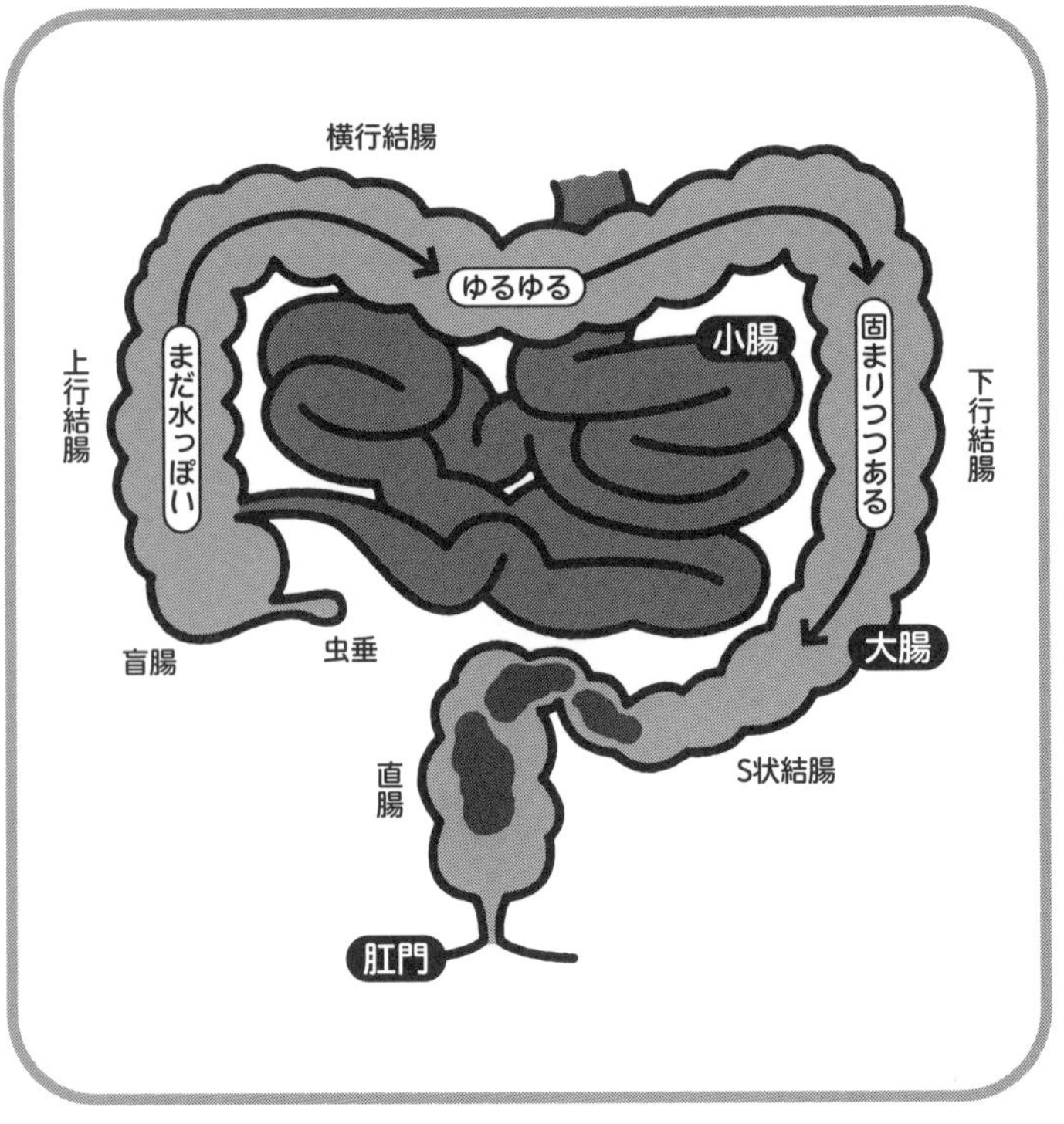

第2章

止めてみせます、下痢への恐怖

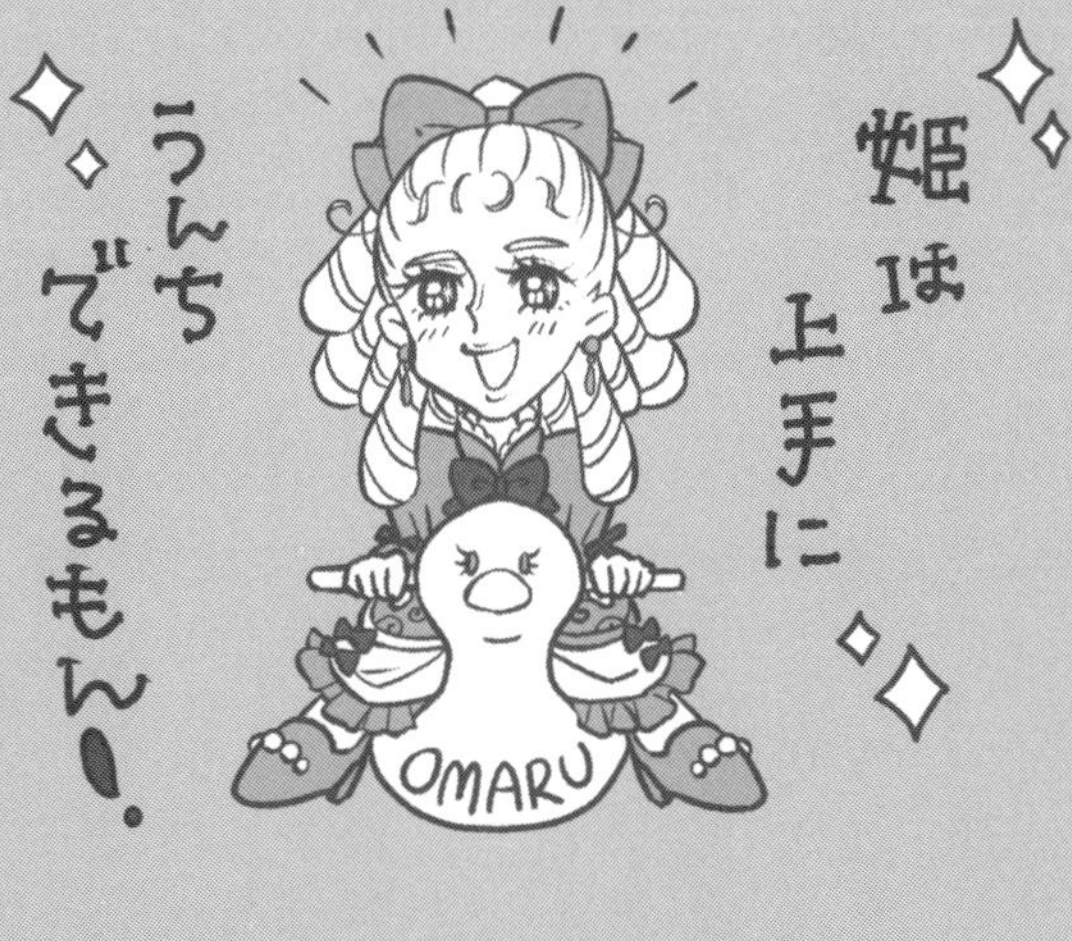

2-1

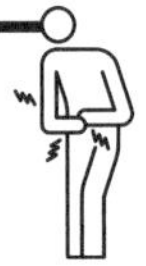

下痢と腹痛を呼ぶ5つのパターン

下痢に軟便、腹痛。ホント、嬉しくない症状です。原因は、主に次の5種類が考えられます。

ひとつは、これまでたびたび登場している**過敏性腸症候群**から来るもの。腸がちょっとしたことにも過敏に反応しちゃうから下痢になるんですが、この「過敏に反応」というのがとんだ食わせ者で、とにかく痛いんですよ。

なんで痛いかといえば、先述した通り、腸が動くから。しかも波付き。腸がギューッと動くと「イタ、イタ、痛ーー!!　トイレーー!!」ってなっちゃうんですけど、便を出したらいったん止まる。痛みの波が引いて「ああ、よかった。楽になった……」となるんですね。

ただ、便がたまっていなくても、けっこうな頻度でギューギューギュー腸が動くため、痛くなる回数が多いという特徴があります。患者さんがご自身の腸に対して「もう、いい加減にしてくれ！」と腹を立てるのも無理からぬところでしょう。

2番目が**感染性の胃腸炎**です。こちらも腸が強く動くので、お腹がギューッて痛くなる→「ワーッ!!」ってトイレに駆け込んで下痢、というパターンを踏みます。過敏性腸症候群と似ていますが、発症のメカニズムはまったく違っていて、腸に入り込んだ菌などの異物を追い出そうとする「体の反応」が原因。胃腸の抗菌薬や整腸剤を飲めば、1〜2週間ですっかり元気になります。

3番目が**消化機能が落ちている**パターン。食べ物を消化しにくい状態に陥り、下痢しているケースです。こちらは誰もが経験済みかもしれませんね。

食べすぎ・飲みすぎや激辛のような刺激物、脂肪分の多い食品の過剰摂取、早食いなどによって胃酸の分泌が乱れ、消化不良を起こしている時になりやすいです。

この場合は、とにかく胃腸を休ませることを優先してあげましょう。刺激物や繊維質の多いものを避け、さらに脂肪をタップリ含んだ食品を控えながら、なるべく消化によいとされるうどんや豆腐、皮のついていない鶏肉、白身の魚などをとって脱水に気をつけると、徐々に快復に向かっていきます。

4番目が**腸内細菌が弱っている**パターン。こちらは、だいたい何を食べても、いつもゆるくて弱々しい便が出てしまう。

「そうだ、トイレ行こ！」となった時に「う～ん、うんち、ゆるいなぁ……」って感じてしまうケースが多いです。腹痛を伴わない人もいます。ストレスから来るというよりは、単純に腸内細菌が弱いから、いい便が出ないんですね。この方たちへのキャッチフレーズは「いい便作ろう、腸内細菌！」。なので、整腸剤をしばらくの間しっかり飲んで、いい菌を増やしましょうねって話になります。

5番目は他の**重篤な疾病《しっぺい》**になります。大腸がんや潰瘍性《かいようせい》大腸炎などが挙げられますが、こちらはもっと専門的な話になりますので、またの機会に。

このように下痢ひとつとっても、様々な原因があります。

112～114ページに①～⑤のどの症例に当てはまるかが一目でわかるチェックリストを載せておりますので、ぜひ参考になさってください。

2-2

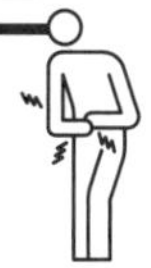

その下痢、ひょっとしてアレルギーかも？

前項で下痢を招く5つのパターンについてお伝えしましたが、もうひとつ、「盲点」とも言うべき落とし穴があります。

毎年、花粉の季節が始まると、止まらぬくしゃみや鼻水にウンザリされる方も多いかと思います。なかには、アレルギーチェックの血液検査を受けられた方もおられるでしょう。

実は下痢に悩む人に、この検査を勧めることがあります。ある程度、ご自身で「○○を食べると、どうもおかしい」というような傾向を掴んでおられる場合に、**食物アレルギーの検査**をすることがあるんです。

アレルギーには**即時型**と**遅延型**の2種類があります。

即時型アレルギーは食べた直後に反応が出てしまうタイプ。一般的にアレルギー検査と呼ばれているものは、この即時型を測るものです。

一方、遅延型は食後24時間以上たってから反応が出てきたりします。時間がたっているぶん、反応の出方はマイルドですが、やはり胃腸の調子が悪くなるなど、困った症状を引き起こします。

そもそも、即時型と遅延型は特性がまったく違います。

例えば、**即時型の検査では小麦にも肉にも何の反応も出なかったのに、遅延型で調べると、ものすごく高いアレルギー反応が出ることがある**んです。

遅延型アレルギーを持っている人は、食べてすぐには発症しないので、気づかないんですね。でも、最終的には下痢や腹痛、気持ち悪さといった症状を感じてしまい、過敏性腸症候群と思い込んでしまうケースも、なきにしもあらず。

患者さんに「別のクリニックでアレルギー検査をしたけど、何も出なかった。なのに○○を食べるとなんだか調子が悪いんです」と訴えられた時などには、遅延型を疑って**IgG食物過敏セミパネル**という検査をお勧めしています。

対象はおよそ１２０項目の食品ですが、体調悪化の自覚がある食べ物は、たいてい高い反応が出る。となると、やはり該当する食品はとらないほうがいいんですね。

ちなみに、こちらの検査には「フルパネル」というバージョンもあり、検査対象はなんと200超！　しかし、なかにはバッファローのミルクや羊乳、鹿肉、イノシシ肉、グアバ、マルベリーといった、あまり身近ではないものも数多く含まれています。こういった食品を日常、口にされている方は少ないと思うんですね。

なので、日本在住であればセミパネル検査で充分かな、と僕は判断しています。

1年に1回食べるかどうかというもので下痢になったとしても、そこまで気にする必要はないですし、なんと言っても検査代がお高い。保険診療対象外のため、実費で優に7万円を超えます（セミパネルは税込み3万9800円）。

数値にもよりますが、**しばらくの間、悪さを働く食べ物の摂取を控えると、アレルギーのレベルはちょっとずつ下がってきます**。原因がわかっていれば、不快な症状も徐々にコントロールできるようになるでしょう。

まずはウンコー日誌をつけていくなかで「この食品が怪しい!?」と感じたら、遅延型アレルギー検査を実施しているクリニックに相談してみてくださいね。

2-3

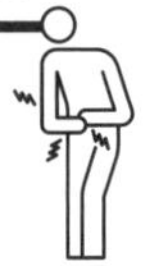

たとえ下そうと食べたい物はあきらめない！

親愛なる下痢ラーのあなた。ひょっとして肉もケーキも大好き、ですか？　奇遇ですね、僕もです。鉄板にしたたり落ちる肉汁、ふわふわの生クリーム！　想像しただけで唾液ジュワーッになりそう。もう、無性に食べたくなる時ってありませんか？　僕はあります。

そういう時は躊躇《ちゅうちょ》なくいただきます。カルビにタン塩、別腹のいちごショートも。だって食べたいから！

そして、食後2時間たった時の僕の姿が、ハイこちらです。

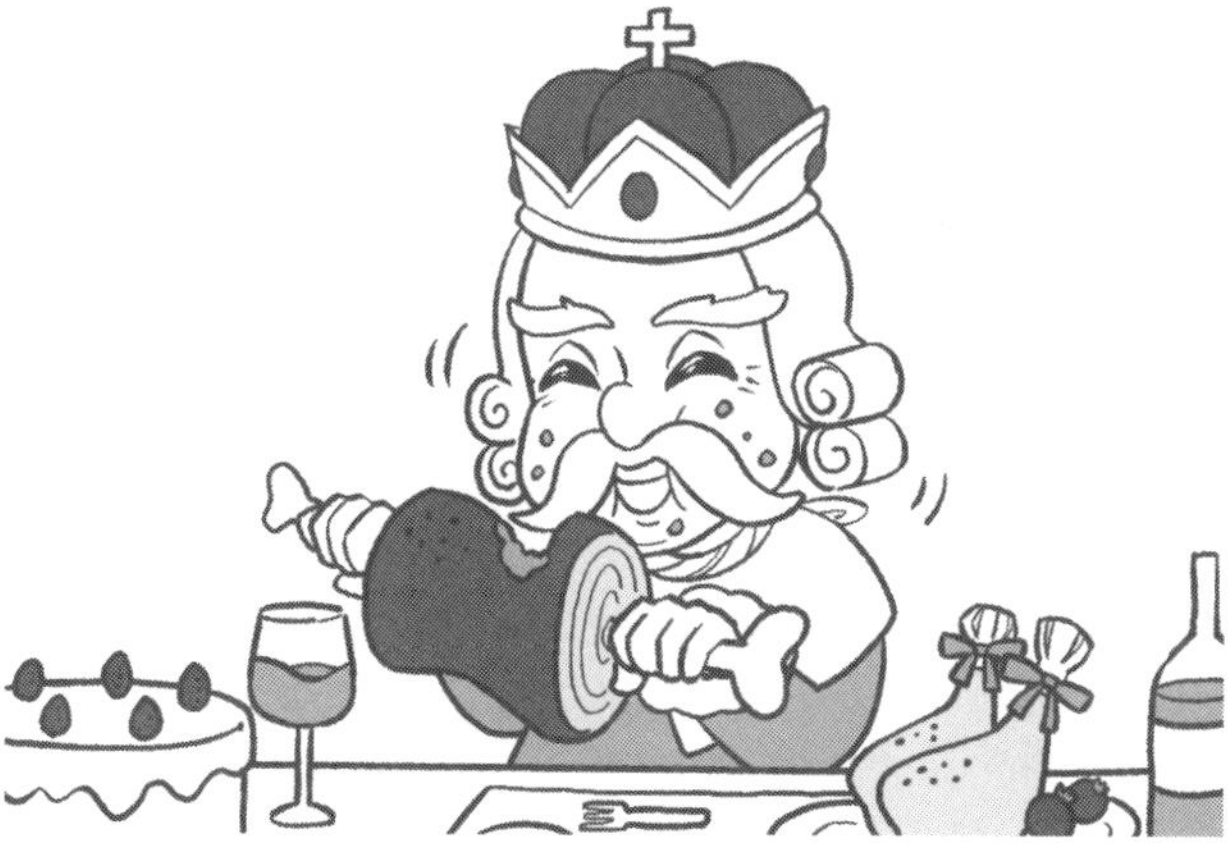

「下痢してまーす！」

　某飲料メーカーのCMではありませんが、「美味《おい》しいものは、脂と糖でできている」んですよね。脂、すなわち脂質。油脂類のみならず、肉類、乳製品、ナッツ等にも多く含まれています。

　人が美味しいと感じるものはたいてい、脂タップリなのが常。それは、生きる上で必要なエネルギー源のひとつが脂だからなんですね。炭水化物・タンパク質と共に、脂質が人間に必要な三大栄養素の一翼を担っているのは、皆さんもよくご存知かと思います。

　ただ、この脂質。実は我ら下痢ラーにとっては曲者《くせもの》でして、脂をとると下痢しちゃう方ってたくさんいるんですよ。僕もそうですが、**脂質に対する消化酵素の出が、体質的にちょ**

っと悪いんですね。

ステーキもハンバーグも唐揚げも、さらには「みんな大好きメニュー」であるカレー、チャーハン、焼きそばも、我らにとっては「ヤバい献立《こんだて》」です。油を多く使いがちな料理も乳製品も、哀しいかな脂質豊富。強烈な腹痛を呼ぶ「腸ぜん動特急」は発車オーライというわけです。**腸ぜん動とは、腸の運動のこと。**詳細は73ページでお話ししますね。

ちなみにラーメンの正体も「脂そのもの」です。誰です？「だから、ラーメンじゃなくて、つけ麺にしてみました♪」ってドヤ顔の下痢ラーさんは。ラーメンだろうがつけ麺だろうが、スープは脂そのもの。こってり度に差はありません。

「それなら、お菓子を食べるからいいもん！」と考えた人は、文字通り甘いです。お菓子、特に洋菓子は糖質がほとんどかと思いきや、脂質も豊富です。生クリームなんて、その最たるもの。バターなどの油を使って調理されることも多く、下痢ラーにとっては要注意食品になります。

つまり、**下痢ラーの5大食要因は「肉好き・ケーキ好き・乳製品好き・菓子好き・揚げ物などのオイリーな料理好き」**。

「え〜!?　私の好物、全滅じゃん!?」ってガッカリされた方もおられるでしょう。

でもね、ここで「脂質」の観点からご自分の食生活を振り返ってみてほしいんですよ。

毎日、振り返るなんてことはしなくていいです。だって、めんどくさいでしょ？（笑）
「ああ、下痢になっちゃったよ。お腹、痛かった……」って時の前の食事だけ、思い返してみてほしいんです。脂質の多い食品をとっていなかったかな？　って。
「そう言えば、憂《う》さ晴らしにケーキバイキングに行った日の夜に下痢した！」というような**「何を食べたら調子が悪くなったのか？」という傾向を掴んでほしい**んです。

下痢の直前の食事が一番重要ですが、欲を言えば、その前日くらいまで思い出せたら最高です。ここでの注意点は「イメージ」で処理しないこと。イメージのなかで「多分、肉がダメ」などと決めつけるべからずです。ウンコー日誌のように、ちゃんと統計を取ってみましょう。

一口に肉と言っても、牛肉・豚肉・鶏肉、そのすべてがダメなのか、それとも牛肉だけがダメなのか。まずはきちんと把握するのが先決です。例えば、すき焼きでもステーキでも、調理法が違うのに10回食べて10回下痢だったならば、容疑者は牛肉という「食材」の可能性大でしょう。

この積み重ねによってデータの精度がどんどん上がっていった結果、「脂っぽいものを食べたら、必ず下痢」という推論が得られ、かつ下痢するのが嫌ならば、ぜひ、食べた物に含まれる脂質の量に注目しましょう。下り腹を避けるために脂質の少ないものをチョイスする作戦もアリです。

例えばヨーグルトならば低脂肪を選ぶとかね。ヨーグルトは腸内環境を整えるには適した食品ですが、脂肪分が多いものについては、お腹を下しやすい方にはお勧めできません。下痢に関して言えば、脂質の少ない食品はリスクも少ない。なるべく低脂肪の食事を心がけることで、下痢ラーさんのお悩みも、全面解決とまではいかずとも、かなり和らぐことが期待できるでしょう。

でもね、僕はこうも思ってるんです。

「今、食べたいものを、食えばいーじゃん！」って。

冒頭でもお話ししましたが、脂質に弱い僕は、脂っぽい肉やクリームたっぷりのケーキを食べたら2時間後にはトイレ直行です。でも、出してしまえば何の問題もない。すべてわかっているから、怖くないんです。

トイレに行きたくなったなら、素直に行けばいい。あれもダメ、これもダメなんて人生、つまんないですよ。だから、僕は気にしない。**トイレさえ確保できるなら、ノープロブレム！**

「2時間後の下痢が予想されても、食いたい物を食すべし！」

僕は断然、こっち派です。

2-4
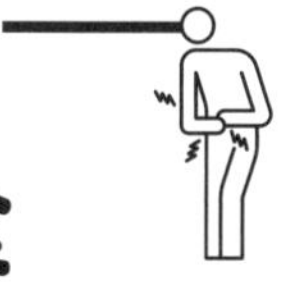

食べてすぐ出る「せっかちな腸」

僕の腸は「せっかち君」です。

先日、焼肉を食べたついでにタイムを計ってみたんですよ。いや〜、せっかちな腸だというのは自覚していましたが、食して1時間後には早くも腹痛、過去最速。まさに「キターーーー!!」って感じでしたね。

我ながら、滞在時間、みじかっ!? だって、さっき食べたばかりのお肉の脂肪分が、1時間後には肛門に到達してるってことですから。腸が線路ならば、我がうんちは超特急列車ですね。

「食べた物は、うんちとなって出る」というのは人類の常識。しかしながら、うんちとなって出るまでの時間には個人差があります。口から胃を通過し、腸へと運ばれる速度が違うからです。

ノンストップで行ってしまう僕のようなタイプは、食べてから1時間で出る。でも、腸の動きがゆっくりで消化に時間がかかる人は、数日たってようやく……というのも珍しくありません。なかには1週間たっても、まだお腹に「ご滞在」というケースも。まあ、一般的には数時間から1日ってところでしょう。

人によって、今現在の腸のリズムは決まっているはず。でも、僕と同じく脂に対する消化酵素の出が悪い人は、食べた物によってはリズムが乱され、いきなりブバーッと動きが速くなるんですね。

さらに、**過敏性腸症候群の下痢ラーさんの場合、ストレスがかかると緊張が呼び水となって、途端に腸の動きが不規則に。**急に強く動き出したりして、お腹が痛くなっちゃう。しかも、トイレのない場所にいる時や、会議でしばらく席を立てないかも……って時に限って、このギュルギュルは起こりがちです。

例えば、「これから電車に乗るから、しばらくトイレに行けないな。今、お腹痛くなると嫌だな」といった不安がよぎると、それが発車ベル。ちょっとしたことでも、ご本人の気に障《さわ》る「何か」を感じ取った瞬間に、突然、腸がギューーーッとうごめきだし、「腸ぜん動特急、まもなく発車いたします」となります。

68ページにも登場した**腸ぜん動**とは、ざっくりご説明すると、腸の運動のことです。ホース状の腸は伸びたり縮んだりを繰り返しながら、消化した食べ物を内部で移動させ、肛門から体外へと排出する役割を果たしています。下痢ラーにとってはコントロールが難しい〝運動〟でもある。

普通、人間は肛門をみずから締めて止めてますよね。こんなところで自由気ままにうんちが出ても!?　ってなりますから……。

試しに、水の入ったペットボトルを蓋をした状態で逆さにして、飲み口の手前をギューギュー握り潰してみてください。万が一、この状態で蓋が取れたら、圧力が抜けて一気に水がドバーッ!!　となるでしょう。

下痢ラーさんのご腸内では、これと同じような緊急事態が起こっているんです。

肛門という蓋で懸命に〝下り列車〟を止めているのに、腸は便を出そうとするため、お腹にはペットボトルをねじっているかのごとき強烈な圧がかかってしまう。その痛さといったら!

でも、便が出ちゃうと圧は抜けて、腸の動きは収まる。結果、痛みも治まるんですよね。

ホントに快便の人は、だいたいいつも同じくらいの時間に「あ！　トイレ行きたい」となります。快便の人も、厳密に言うと「うんちのサイン」のような痛みはあるんですが、あくまでも適度な便意だから「痛い」とまでは感じないんですよ。実に羨ましい限りです。

どちら様の腸も頑張って、エッチラオッチラと便を運んでいます。

しかし、過敏性腸症候群の人の場合、快便タイプの方と違って、大急ぎで運ばせているわけです。それこそ、新幹線並みのスピードでね。各駅停車だった腸の運行ならぬウンコーが突然、新幹線並みに動き出す。そりゃ、痛いです。

でも、みんな、出口を必死に止めてるじゃないですか？　「今、トイレには行けない。耐えろ、自分！」って。なのに、腸の新幹線がボボボボと出口を押そうとするから、けいれんを起こして、めちゃめちゃ痛い。

それでも、腸がギュルギュル、グワーッと動いてるところに、素直に肛門という出口を開放してあげれば、ブツはバーッと出る。トイレにすぐ駆け込んで、ワ～と出してしまえば、「運ぶもの」がないから、いったん痛みは治まっちゃうんですね。

ならば、どうするか。

答えは簡単。

トイレに行きたい時に行けない状況が予想されるのならば、その前に食べなければいいんです。

次のページからは、腸ぜん動特急をうまく乗りこなすコツを伝授していきましょう。

2-5

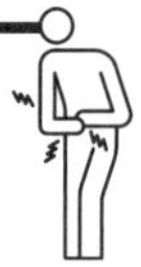

食ったら乗るな、乗るなら食うな

「食べる」「寝る」「出す」。健康管理の要《かなめ》とも言われる行為です。

しかし、便Pと下痢ラーにとってハードルが高いのが、この「出す」です。「たかがうんち」が「されどうんち」になって、心身共に追い詰められることもある。

でもね、「つらい！　つらい！」と言っていても、時間はただただ過ぎていくばかり。どうせなら、楽しい毎日にしたいですよね。

ならば、戦略を立てて戦いましょうよ！

ここからは「下痢ラーの僕から、下痢ラーの皆さんへの、下痢ラー戦法」をお授けしま

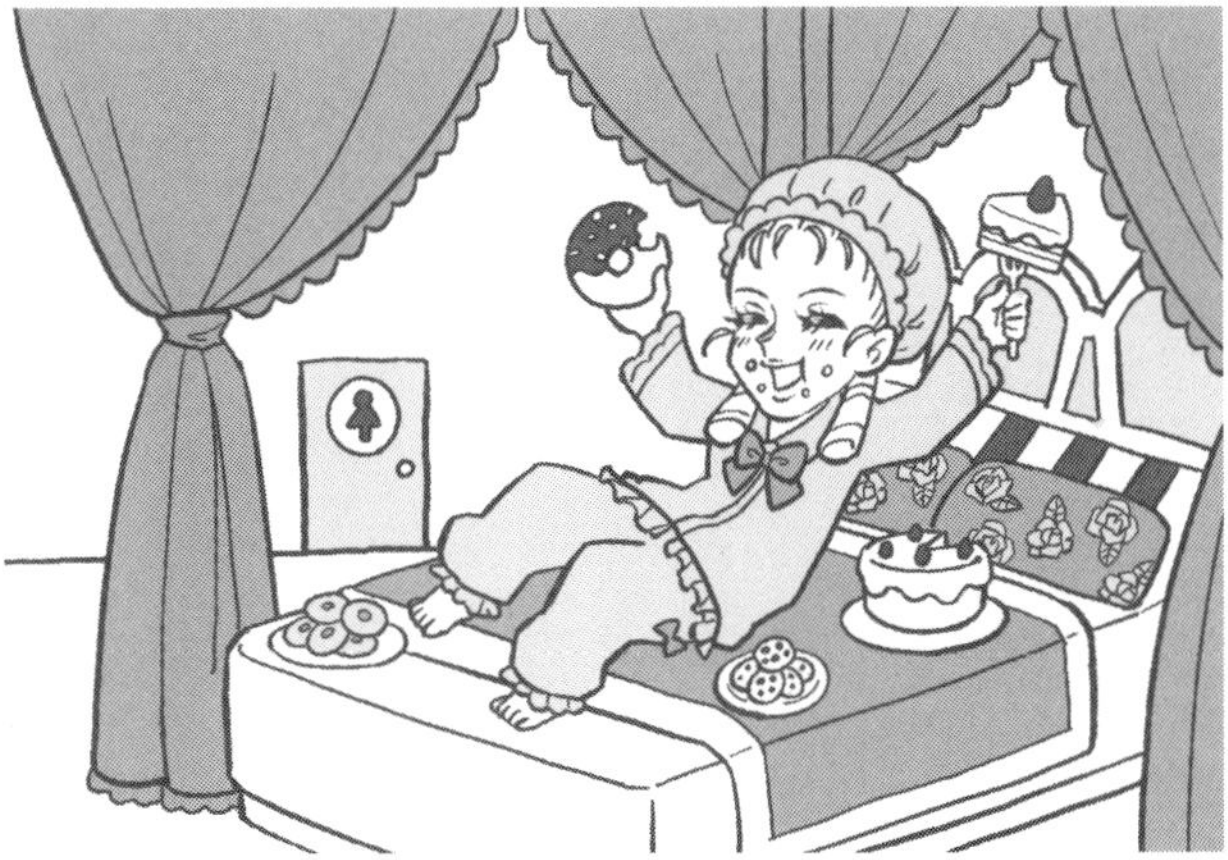

しょう。

まず心がけてほしいこと、それは「食ったら乗るな、乗るなら食うな！」

人間も含めた動物は口から食べて、尻から出しますよね。基本、食べたら出る。出口がそこしかないんですから。

しかし下痢ラーは、ブツが何時何分何秒に放出されるのかわからず、しかも痛みまで伴って突然現れるから、うんちが嫌なヤツに思えてきちゃうことがなきにしもあらず。排泄はとっても大事な行為だと理解しているがゆえに、余計に悲しくなると思います。

下痢ラーは、食事がキッカケとなって腸が激しく動く。ならばいっそ、この習性を逆手に取りましょう。

もしあなたが朝の通勤中、決まってお腹が

痛くなるユーウツな毎日を過ごしているなら、「**朝ごはんを食べずに仕事に行けばいい！**」

職場に着いたら、朝食タイムにすればいいんです。トイレがすぐそこにある環境で安心して味わえば問題解決。

英語で朝ごはんという意味の「BREAKFAST」はBREAK＝「壊す」とFAST＝「断食」が合体してできた言葉。夜の睡眠中の断食を壊すというのが語源だとか。で、僕たち下痢ラーは、この断食を壊す時間をちょいとずらしてあげる、と。トイレを確保した状態で、落ち着いてから食べればいいんです。下痢ラーにとって「俺には、いつでもどこでもトイレがある！」という安心感ほど心強いものはありません。これもひとつの重要な対策です。

2-3でも語りましたが、僕の人生、食べたい物を食べます。たとえ2時間後の下痢が約束されていようとも。「あ〜、今日は下痢するだろうな」って思えばいいだけですよね。もうわかっていることは、何も苦じゃないですから。「痛いのは苦である！」とおっしゃる方もいるでしょうが、痛くなるのは、腸が便を出そうとしているから。「お!?　出る！」という時にトイレに行って出せば、痛みからはすっかり解放されます。

行きたい時にトイレに行けるんだったら、別に何を食べてもいいですよね？　夜食べて寝るだけだったら、仮に3時間後にお腹が痛くなるとしても、夕飯に好きなものを食べてもいいんじゃないですか？　そこに我慢の必要がありますか？

痛くなるのは嫌だから、食べるのをやめておこうという発想になる必要はないんですね。繰り返し申し上げているように、痛くなるのは、食べることによって腸がグルグル動き出し、うんちを排出しようとして腸がギューッとなるからです。**「出せば治る」下痢ラーは何も怖くない。**

僕だって、試験や講演のように、この時間は絶対腹痛を阻止したいという時には食べないです。トイレに行けない状況で痛くなるのが嫌だから、食べないという選択、あるいは脂質が低い食事をとるという選択をします。

もし、移動中にトイレがないとなったら、移動後に食べれば問題はないし、仮にお昼にラーメンを食べたとしても、職場にトイレはある。そもそも食べた直後には痛くなりません。ですから、食べてから3時間とか5時間はトイレに行けないような状況になるなら気をつけよう——それで済む話なんですね。

僕の日常は至って普通です。病院で仕事して、家に帰る。たいていは、その往復です。だからもう、あとは寝るだけだとしたら、「下痢になるまで1時間」の牛肉だって、夕飯に食べちゃいます。トイレに行きたくなるのもわかっているけど、行けばいい。行けば治まるから、躊躇なく食べます。下痢を恐怖に思う必要はないんだよってことをお伝えしたいです。

闇雲《やみくも》に怖がらずに、自分はどういうタイミングで下痢を起こし、何を食べたら下痢になりやすいか、ちゃんと把握する。その上で、日常のタイムテーブルをコントロールするのが、戦法としてはベストではないでしょうか。

「食ったら乗るな、乗るなら食うな！」。逆に言えば、**食べたい物があったら、トイレを確保した上で遠慮なく食べればいい。**

「出す」ことを過剰に恐れず、食べて、寝て、出して、健康になりましょう。

2-6

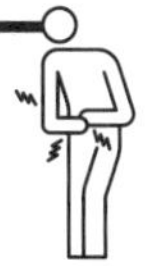

トイレがない時の大ピンチはこう凌ごう!

我ら下痢ラー族にとって、最大の恐怖は「催した瞬間、トイレがない!」に尽きます。

そりゃね、アドバイスはいろいろあるでしょう。

例えば、電車のなかでの突然の便意。下痢に悩んだことがない人に限って、簡単に言いがちです。

「そんなの楽勝!　電車に乗るってわかってるんだから、あらかじめ済ませておけよ」

しかし、押しも押されもせぬ下痢ラーの僕が断言しましょう。

「やれるんだったら、とっくにやっとるわ!　下痢ラーの便意ってのはなぁ、いつも突然なんだよっ！」

ゆる腹の僕たちは、トイレのない場所でのいきなりの便意襲来に対して、もはや恐怖すら感じてしまう。ヘタすると、外出自体が苦痛になり、日常生活にも差し障り大になりかねません。ことが〝大〟だけに……。

僕は今でこそ、便をコントロールすることに長《た》けてきたので、後ほどご紹介する技を繰り出す機会はめっきり減りました。でも、白状すれば、トイレのない電車などで「まもなく万事休す！」の大ピンチを迎えることはチョイチョイあります。

お腹のプロである消化器内科医だってピンチになるんですから、あなたがピンチになっても少しもおかしくありません。しかし、事態は「マジで便出る、数分前」。四の五の言ってる場合じゃないわけです。さあ、どうする!?

僕が、事態の打開を図るべく、可及的速やかに行っている方法はコレです。

「**いつでもどこでも、心のなかで全力熱唱！**」

ポイントは全身全霊で歌うこと。声に出す必要はありません。ひたすら全力で歌に集中してください。

できれば今、まさにステージに上がっているかのように、脳内でイントロ部分から再生します。歌詞もすべて頭に入っている曲が望ましいです。とにかく、好きな曲を歌うことに集中する。

最初はなかなか難しいと思いますよ。「ヤバい！　うんちして〜！(叫)」の時にトイレがないとメチャ焦るのが普通ですし。でも、うんちに気持ちがさらわれるほど、下痢の高波は容赦なく襲ってきます。逃れる術は、今、とらわれている意識を別のものに向けるしかない。つまり、便以外の別の何かに「神経全集中」！

実は**便意は〝熱中〟に弱い**んです。好きな曲を歌っていると、意外と集中してしまい、他のことを考えなくなる。僕はそうやってうんちの恐怖を別の方向に逸らしています。

ちなみに僕の定番はミスチルの『ＨＡＮＡＢＩ』。テンション爆上がりのイントロからラストまで、頭のなかで完全再生できるくらい大好きな曲です。『ＨＡＮＡＢＩ』のおかげでどうにか凌《しの》ぎ切り、土壇場でトイレに間に合ったことも数知れず。けっこう使える一手ですよ。

もちろん、この作戦だけでは限界もありますし、選曲にも注意が必要です。

『ＨＡＮＡＢＩ』で調子こいて「もう1回！」なんて歌っているうちに、尻からポーンと打ち上げ花火……なんて、絶対嫌ですからね(笑)。

ですから、最近はヒゲダンも登場中です。

さあ、ご一緒に「グッバイ！」。便意にしばしの別れを告げましょう。

2-7

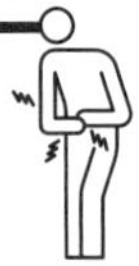

〝お腹の急降下〟を止める緊急薬の実力

電車内などの閉鎖空間で、しかもトイレがない時に限って「下痢の予感」。そう、かつてＣＭで見たような突然の「下り龍！」ってヤツ。我が身を呪いたくなるほどつらくなりますよね。ああ神様、助けて……。

こんな時、緊急回避として「下痢をストップ」させる薬は飲んでいいものだろうか？って悩んだことないですか？

結論から言えば、**過敏性腸症候群の人は飲んでいい**です。ウイルス性胃腸炎の場合ですと、薬で無理矢理、下痢を止めるのではなく、むしろ出したほうがいいのですが、過敏性腸症候群は胃腸炎ではないからです。よって、緊急時には薬で止めてもいい。

この症状で長年苦しんでいるのに加えて、今、突然の〝お腹の急降下〟という非常事態に遭遇しているのであれば、緊急レスキューとして下痢止めを飲むのはアリです。

繰り返しお話ししてきたように、下痢の時は、便を排出しようと腸がギューッと動くことによって痛みを感じる仕組みになっています。下痢止めには、活発化した腸の動きをポンと止める働きがあるんですね。

市販薬でもいいとは思いますが、例えば、医者が出す**ロペミン**などは処方薬なので、さらに効果は高いです。

ロペミンは強い下痢症状の治療に広く使用されている薬です。腸の運動を強力に抑えて腸管での水分の吸収を増やし、シャーシャー便の水っぽさをなくしてくれる優れモノ。

ただし、注意事項があります。

ひょっとすると皆さんのなかにはCMの影響などで、服用した瞬間、魔法のように便意が消えるというイメージをお持ちの方もおられるかもしれません。

しかし残念ながら、市販薬にしろ、処方薬にしろ、**口から飲んで腸に届き、効果を発揮するまでには30分くらいかかる**んです。つまり「魔法の薬」と言い切るには、ちょっと苦しい面がある。確かに即効性はあるものの、薬が体に吸収されて効くまでに30分。それなら、どうにかしてトイレに駆け込んだほうが早いってこともあります。

では、予防薬的に飲むのはどうでしょう？

「アリか」「ナシか」でいうと「アリ」です。

この尻薬、もとい**止痢薬《しりやく》**とは、下痢止めの正式名称。尻の薬だけに〝しりやく〟と覚えましょう……なんてのは、いらん知識ですね（笑）。

とにかく、先述したように、止痢薬は効果発現までにタイムラグがあるため、すでに腹痛、下痢が起こっている状態で内服しても、治まるまでには時間がかかります。

腹痛、下痢の症状が起こるシチュエーションがだいたい把握できている方や、この後、起こりそうだと予測できる方に関しては、発症前に飲むことは意味があると考えます。

また内服することで安心し、腹痛が起こりにくくなる効果も期待できます。我ら下痢ラーにはメンタルの不安解消はかなり大きいんです。

とはいえ、意味のない飲み方にはならないように気をつけましょう。

ロペミンに代表される止痢薬は、これからすぐに起こりそうな症状に対しては効き目がありますが、**効果自体が長時間続くわけではありません**。予防的に飲むといっても、「午後の会議の時にいつもお腹が痛くなるので、朝のうちに服用しておく」というのはタイミングとして早すぎです。この場合は、会議30分前くらいに飲むようにしてくださいね。

結論としては、ご自身の症状が出るタイミングを知っている方ほど、また薬の特性をよく理解できている方ほど、下痢コントロールはうまくいくと思います。ひと月に1〜2回、下痢になるとか、トイレがない場所に限ってお腹がゆるくなっちゃうという軽めの症状の方には頓服薬《とんぷくやく》も合っていると思います。

下痢に悩む患者さんの多くは「魔法の薬」を欲しがりますが、止痢薬はあくまでも〝応急処置〟。対症療法に過ぎません。

要するに、「毎日、5回も6回も下痢してます」って人には、症状が出た時に服用する頓服ではダメなんですね。お腹を下す原因そのものを治さないといけません。頓服は根本治療ではないということは理解しておいてください。

このように頼りすぎは考えものですが、僕は**「お守り」として常備しておくのは、イザという時の安心材料としてアリ**だと思っています。

緊急時には心のなかで「ＨＥＹ！　止痢！」と叫び、カバンから止痢薬を取り出しましょう。ツラい時こそ明るくふるまえば、便意が紛れるかもしれません。

2-8 便意は逆算して迎え撃て

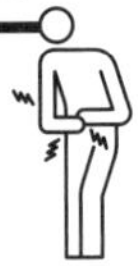

これまでもお伝えしてきた通り、過敏性腸症候群の方は「うんちのことで頭がいっぱい」になりがちです。

急な便意は、緊張によって誘発されることがほとんど。重要な会議でのプレゼンを前にすると、途端に腹痛になるパターンなどが挙げられます。

そうなると、会議の直前までトイレに何回も何回も行くってことになりやすい。大して出もしないし、スッキリもしないんですけど、また行きたくなっちゃうんですよ。

でも、便意って不思議で、便意以外に意識を向ける大きなものがあればあるほど、忘れることができる。83ページでお話しした『ＨＡＮＡＢＩ』熱唱で便意を凌ぐ作戦なんか典型でしょう。いざ会議が始まって、自分の番が回ってきた時には、否応なしにプレゼンに意識が集中するため、うんちのことはスッカラカンと忘れているはずです。

問題は、会議の直前も含めて、意識が便意や腹痛に集中している時にどうすれば？ってことですよね。

僕のお勧めは「**意識を逸らしてリラックス**」です。参考になるのはフィギュアスケート選手の出番前の様子。どの選手も、必ずと言っていいくらいイヤホンで音楽を聴いていますよね。あれは、緊張ＭＡＸな状態をほぐし、集中力を高めると共に、我が身をリラックスさせるためにやっていることでしょう。

仮に、あなたが大緊張を強いられる舞台に上がるとしましょう。しかし本番直前まで、何か楽しいことをしてリラックスしていたとしたら？「はい、出番ですよ」と声がかかっても、お腹は痛くなっていないと思います。

過敏性腸症候群の腹痛は、うんちがしたくなったらどうしようというストレスが原因。ストレスがかかってない状態に持っていくことができれば、痛くはならないって仕組みなんです。

思い出話で恐縮ですが、大学時代にコンビを組んでコントをやっていました。学内のお笑い大会がけっこう盛大で、毎年、大勢の観客の前でやらせてもらっていたんですが、最終学年になった年、僕に大問題が発生したんです。

　前年度の優勝コンビである僕らは大会のオオトリ。出番まで長いわけです。それで、いろいろと変なことを考える時間ができてしまって。

「ウケなかったらどうしよう？」「失敗は許されない！」「優勝は当然……」って不安が後から後からわいてきて、もうソワソワです。そうなると猛烈にトイレに行きたくなる。仕方ないから行く。1回出せば、しばらくは平気なので、時間を逆読みして行くわけです。「出番は30分後」となったら、「15分前には行っておきたい」。それで出し切ったら、しばらく行かないで済むからです。

　つまり、何が言いたいかというと「便意は逆算して迎え撃て！」。緊張を強いられる事態に直面したならば、1回トイレ行っとけ！　ってことです。1回で済まないならば、2回3回と行けばいい。複数回行っておけば、それだけうんちの不安からは遠ざかります。そのまま我慢して我慢してという状態で臨むと、本番で実力が発揮できない可能性がありますから。

　大事なミッション直前の便意はこう考えましょう。

「今トイレに行くのは、本番で実力を発揮するためだ！」と。

しかし残念ながら、この作戦にはネックもあります。例えば、想定した本番の時間がずれると、トイレに行くタイミングを判断するのが難しいんですよね。

もし、会議が難航してなかなか進まず、出番が2時間後とかになっちゃった場合。

好きなように待機できるお笑い大会の本番前と違って、偉い人がズラリと並んでいる会議では、中座してトイレに駆け込むのは勇気がいるところですが、行きたくなったら仕方ない。ある程度我慢したら、出番の前の前あたりで、さりげなく席を立ってしまいましょう。

そんな長い会議ならばなおさら、誰にだってインターバルは必要。僕なら「漏らすよりマシ！　行っとこ！」ということで堂々と行かせていただきます。思考は図太いくらいでちょうどいい（笑）。

過敏性腸症候群の患者さんは性格的な要因、生活環境、さらに生まれつきの体質も多分に影響しているんですね。「なんで、こういう性質《たち》なんだろう？」と必要以上に嘆かずに、下しやすい食べ物は大事の前には避けるとか、余裕を持ったスケジュールで動くとか、遠慮なくトイレに行くといった現実的な対処を淡々としていくのも有効な戦法になります。

いきなり100％の快復を目指すのではなく、少しずつ少しずつ意識改革をしていくのも、けっこう効くもの。

「俺、今も下痢ラーは下痢ラーだけど、そう言えば以前ほど気にならなくなってきたな……」となる日もそんなに遠くないでしょう。

ちなみに先ほどのお笑い大会ですが、便意を迎え撃つ作戦は予想外に苦労しました。出場者たちが熱のこもったステージを繰り広げるあまり進行がどんどん遅れ、運営側に「出番はあと1時間後になりました」「あ！　また延長です」と言われてしまったんです。僕の段取りはもろくも崩れ、トイレに何度も往復する羽目に……。しかし、そのお陰か、本番では無我夢中で便意は消え去り、連続優勝ができたこともいい思い出です。

やっぱり、**トイレは何回だろうが、**「**行きたくなったら行けばいい**」。答えは、至ってシンプルです。

2-9

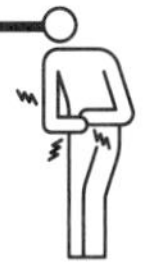

人は他人のうんちに興味なし

読者の皆さんにおかれましては、これまで僕の下痢事情を「もうお腹いっぱい、ノーサンキュです」というほどに読まされてきたようなもので、ホント、すみません。なかには「おめ～のうんちなんてどーでもいいわ、興味なし！（フンッ）」とウンザリした方もいるでしょう。

そうなんですよ、人は自分が気にするほど、他人のうんち事情に関心がありません。仮に隣に座っているあなたの同僚が「本日快晴、便快調！」とほくそ笑んでいたとしても、あなたにとっては実にどーでもいい情報。それこそ、アウトオブ眼中で「知ったことか！」

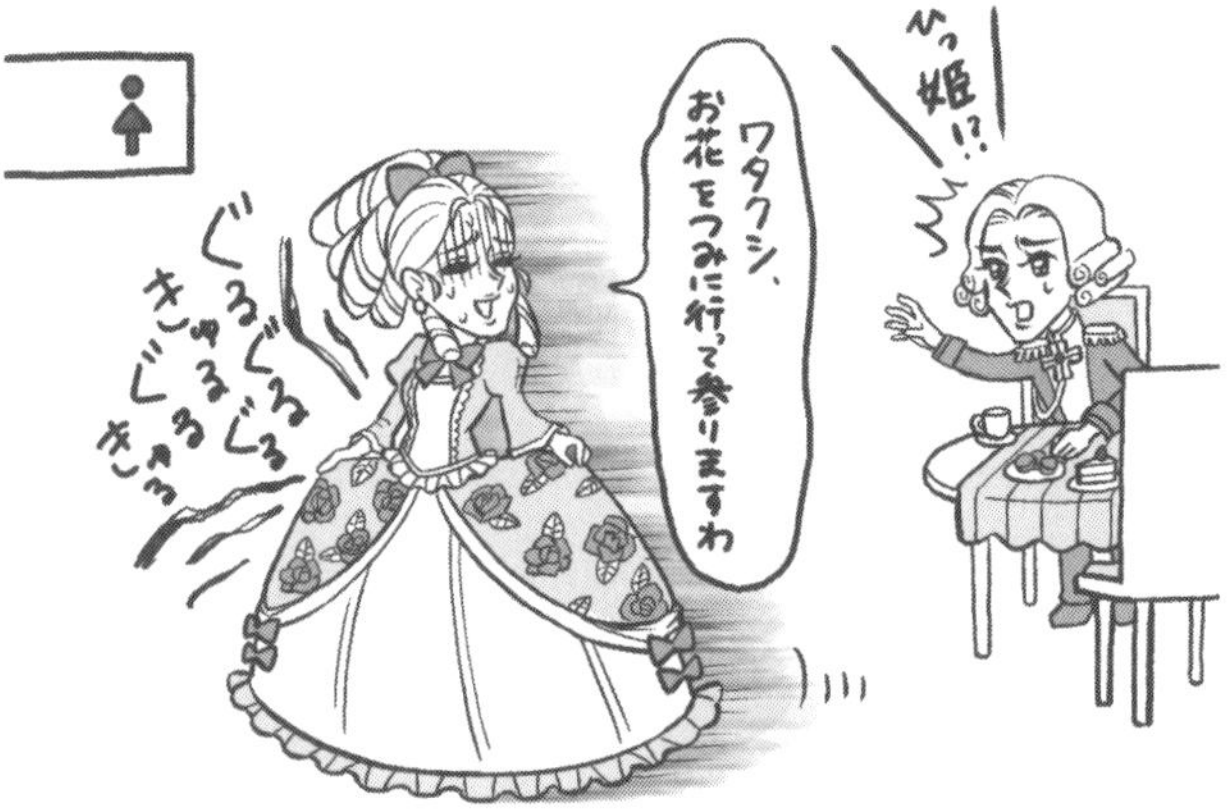

じゃないですかね。
僕は職業柄、他人のうんちに興味津々《しんしん》ですが(笑)、世の多くの人にとっては他人が下痢ラーだろうが便Pだろうが、そんなことは「ふ～ん」でおしまい。気にしてないんですよ。
でも、なんでしょうね。何回もトイレに駆け込む自分を陰で笑ったり、バカにしたりしている人がいるんじゃないか？　というような不安を持つ人がいますよね。恐らく、**現代社会は「他人の目がすごく怖い」って人で溢れ返っている**と思うんです。
プロローグでお伝えしたような幼少期のうんちのトラウマを持っていたり、過去、うんちを盛大に漏らすなどといった精神的なショックを受けたりした場合にはよけいそうなりやすいんですが、僕から見ると「漏らさなかったヤツがいたら、連れてこい！」ってくらいごく自然な出来事。そういう意味では、人間みな、ある程度は平等です。

もし、今もうんちのトラウマにとらわれ、つらい思いをされているなら。

克服法は**開き直り**が意外と効きます。

人間は１００％全員、うんちをしている。この地球上にいる人、全員です。

つまり、恥じることではありません。トイレに行くことを恥ずかしいと思うことが、そもそもおかしいのです。全人類、恥ずかしいことをやっているわけですから、そのひとりとして、これからも正々堂々と「ちょっと、お花を摘みに」とでも言いながら、トイレに行けばいいんですよ（隠語が古くて、すみません）。

僕などは「我こそは下痢ラーである」と四方八方にカミングアウトしてますから、クリニックのスタッフはもちろん、世間的にも「お腹がゆるい先生」で通ってます。事実だから、それでいいです。

もし、仮に友達から「あなたは外出先でもよくトイレに駆け込むから、一緒に出かけたくない」と言われたら。今後、その人と本当に友達であり続けたいですか？――ということのほうが大事な気がします。

悩むくらいなら、いっそカミングアウトしてしまったほうが、僕のように周囲から優しく（＝生温かく）見守られたりすることもあるかもしれない。先手必勝でむしろ言っちゃえ！　って思います。

患者さんのなかには「私、お腹が弱くて……」とおっしゃる下痢ラーさんもいますけど、僕に言わせれば、その人は**「お腹が弱い人」なのではなく「腸の動きがよすぎる人」**。もし、下痢ラーがお腹が弱い人なのであれば、便Pはお腹が強い人ってことになりますよね？　お腹が強いのに、便秘で苦しんでるって変じゃないですか？

そもそも下痢や便秘に「強い」「弱い」もないんですね。

下痢ラーさんが、トイレにほとんど行かない人を目にしたら「腸の動きが悪いんだな〜」って気の毒に思うくらいでちょうどいいかもしれません。腸の動きが悪いということは、ため込んでいるってこと。便Pには便Pのつらい悩みがあるんです。彼らから見たら、僕たち下痢ラーは「いっぱい出て、羨ましい」と思われているんですから。

もちろん、下痢にも便秘にもならず、バランスよく生活していけるのがベストでしょう。人生のほとんどを下痢ラーとして生きてきたならば、たとえ治療に本腰を入れても、すぐに「毎日ご機嫌」とはならないかもしれません。でもね、他人の目を意識すればするほど、自分のトイレの回数を気にすれば気にするほど、ストレスは高まってしまう。

第1章でも少々触れている通り、脳だけでなく腸も、神経の働きによって制御されています。同一人物のなかに張り巡らされているもの同士、つながっている。だから、「嫌だな」と感じるストレスは、脳だけでなく腸にも打撃を与えます。なんなら、腸のほうが先に反応することすらあります。

まずは下痢ラーとしての運命を過剰に嘆かないのが肝心です。**便意を感じたら「今日も腸の動きがいいな」と受け止め、粛々《しゅくしゅく》と任務を遂行**する。

そして、どうか心に留めておいてください。

「これは意味不明な腹痛じゃない」ってことを。

下痢ラーは「わけのわからない痛みと下痢が出て、怖いし嫌！」と思い込みがち。しかし、痛みが起きる原因はちゃんとあります。こうして、こうなるから痛いんだなってことを理解するのが大切です。自分で対処できることもたくさんあるんです。

どうにも困っているならば、信頼できるドクターにかかって治しましょう。安心してください。症状を和らげる治療薬は、ちゃんと用意されています。

たとえ過敏性腸症候群の下痢ラーさんであったとしても、快適な暮らしが待っていますからね。

2-10

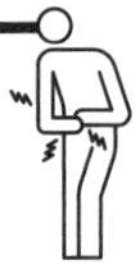

「キッカケのない下痢」はなぜやっかいなのか

「世の中には2種類の下痢ラーがいる。キッカケがある人とない人だ」

当事者の消化器内科医としての、僕の実感です。

「キッカケ」は、けっこう大事です。発症の引き金があったのか・なかったのかを考えてみるのも、快復までの大切なステップになるからです。

特に、過敏性腸症候群の下痢ラーさんはストレスがキッカケとなって発症するケースが多いので、ご自分がいつから症状を自覚し始めて、その時、身辺に何が起こっていたのかを思い返してみてほしいんです。下痢がストレスと直結しているのを見逃している方は意外といらっしゃるんですよ。

例えば、**就職や転職を機に、下痢が悪化**するケースは珍しくありません。新しい環境、新しい人間関係というものは、時に過剰なストレスをもたらしてしまうものなんですね。仕事関係であれば、理不尽な上司や意地悪な同僚、あり得ない業務量なんてものが引き金になりやすいです。

対処法としては、次の3つが考えられます。

A　そんな職場とはサッサとおさらば
B　仕事に慣れるようひたすら努力
C　そのうち慣れるだろうから、特に何もしない

「○○のせいで下痢している」という理由が明白ならば、Aを選択するのもアリ。下痢のお悩みは、ストレスから離れたら解決します。

数は少ないですが、職場が原因で大変な目に遭っている患者さんに「転職して環境を変えられるのであれば、それだけで体の状況が好転するかもしれないですよ」といったアドバイスをさせていただくこともあります。

仕事を変えること、つまり直接のストレスから離れるのが、その人にとって本当に正しい選択なのかは、僕にはわかりません。ただ、実際に環境を変えたら治ったという患者さんがおられるのも事実です。

しかし現実問題として、「ＯＫ！　じゃあ辞めちゃおう」なんて、ことは簡単に運びませんよね……。

多くの場合、患者さんたちはＢかＣの対処法を選択されます。もちろん、悪い選択ではありませんが、だからと言って「忍」の一字で孤軍奮闘はいけません。ぜひ僕たち医者を頼ってください。

本当につらい毎日を強いられている患者さんには、薬で症状を緩和していく作戦は大いにけっこうだと思っているんです。そのために我々、医療者がいるんですから。

薬を飲んで、ある程度落ち着くのであれば、飲みながら現状維持というのもひとつの方法。人にはそれぞれ順応性があり、学習能力も備わっています。徐々に職場や仕事に慣れていくうちに症状が和らぎ、薬いらずになる患者さんもいらっしゃいます。

このように、**薬が必要なほど症状がひどい人は、服用を継続していくうちに事態が好転することもある**んですね。下痢のキッカケになった問題が解決したら、薬がいらなくなるのも特徴のひとつなんです。

逆にキッカケがないケース——いったい何が原因かわからないという人は、解決が少々難しくなります。原因を取り除こうにも、何を取り除けばいいのか、ご本人にも皆目《かいもく》わからなかったりするからです。

キッカケがないタイプにも2種類あります。**根っからの下痢ラー**という人と、**ある時点から急に下痢するようになった人**です。

根っからの下痢ラーは、キッカケがなくて当然ですよね。体質的にそうなりやすいということだから。ただ、その体質自体、長年、無意識に培《つちか》われてきた生活スタイルや食習慣が作り上げた可能性もあります。

これまでお伝えしてきたような脂質の摂りすぎや暴飲暴食、早食いなどといった日々の積み重ねが下痢ラー人生の原因ということもあるんですね。その場合は、今現在の生活習慣の見直しが功を奏すこともあります。

一方、僕のように生まれつきという側面が大きい方は、毎日、それなりに気をつけながら生活してると思うんですよ。

でもね。気をつけていたところで、来るものは来ます。これは、もうしようがないです。対処法としては、「**なるべく早くトイレに行く**」しかないんですね。目指すは「苦しい時間は最小限」です。

難しいのは「急に下痢をするようになって、しかもずっと続いていて、キッカケも心当たりがありません」といったような場合です。このケースは、過敏性腸症候群の下痢ラーさんたちとは歴然と違う。「ストレスかなぁ？」くらいの自己判断で終わらせないでほしいんですね。

確かに、下痢止めを飲めば一瞬は止まります。「飲まないと下痢になるけど、飲めば治るから、まあ、いっか？」みたいな感じで放置しちゃうのが一番怖い。

もし「今まではそんなことはなかった」のに「**急にうんちに問題が起きて、2週間以上ずっと続いている**」のであれば、下痢だけではなく軟便や便秘でも検査をお勧めします。

今まで便通に問題がなく、特に生活上変わったこともないのに、ある日を境に「何か」が起きている——となると医者としては、より重い病気を疑ってしまうんです。

安易に様子見を決め込まず、1日も早く受診しましょう。そして、医者に「以前はこうだったのに、○日前からお腹を下している」と具体的に説明してほしいんですね。

例えば「今までは快便だったのに、2週間前から細い便しか出ない」といった感じで伝えてもらえれば大丈夫。そうすれば医者は「大腸カメラを入れて、がんのような重い病気がないか診なくては」などと具体的に動き出します。初動の問診はとても大事。

下痢ラーの皆さんは、

①症状はいつからか？
②キッカケがあったか？　なかったか？
③最近、うんちの様子に変化はあったか？

という3つのポイントをぜひ心に留めておいてくださいね。

まずは重篤な病ではないという検査結果を得ること。もしも過敏性腸症候群と診断されたならば、体調を崩したキッカケと思われる食品と行動パターンをしっかり把握。そのうえで、現実的な対処を淡々と行うこと。

さらに、気持ちを少しずつ上向きに変えていき、うんちの不安にフォーカスしすぎず、万が一の際は気を逸らすことに集中してみる。これぞ我ら下痢ラーの生存戦略です。

忘れちゃならない最大の武器は、なんと言っても薬。うんちのせいで、気分は絶不調、ブルーな毎日が続いている人は、薬に頼ってみてもいいですからね。

次項では、下痢ラーさんの「上手な薬の頼り方」についてお話ししましょう。

2-11

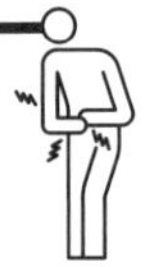

ウルトラ下痢ラーの最大の味方とは？

「また下痢か……」とため息をつく時の気分は、本当にブルーですよね。

特に、過敏性腸症候群の下痢タイプ（※便秘タイプもあります）の人は、もれなく腹痛のオマケ付き。下痢と腹痛のセットに悶絶している人は大勢いることでしょう。

実は、過敏性腸症候群にも症状レベルがあります。

症状が出る日は1日5～6回下痢するものの、その頻度が月に数回であれば、レベル的には軽症という位置づけです。毎日下痢だったり軟便だったりで、1日2～4回はトイレに駆け込むという場合は中等症。重症の方は毎日5回以上、下痢をします。

回数が増えていくほど、腸には水分を吸収する時間がないので、シャーシャー便になります。こうなると、4回目以降は水を噴射していることでしょう。実際、尻から噴水はキツいです。

どのレベルであろうとつらいんですが、重症の方の苦しみは筆舌に尽くしがたいはず。朝、電車に乗っただけでお腹が痛む。たまらず途中下車して、遅刻しそうになって、そのストレスでまた痛くなる……ハッキリ言えば、もはや仕事にならないわけです。

中等症より上のレベルの方は、ぜひ、薬に頼っていただきたい。限界突破の我慢はしなくていいです。今、過敏性腸症候群は治せる病だから。

この「治せる」は「今の症状を薬によって、起こらなくすることはできる」という意味です。

僕は、中等症と軽症の間くらいです。このレベルであれば、ある程度、自分自身でコントロールできるので、今現在、薬は服用していません。でも、もし僕が重症であれば、迷いなく薬を飲みます。だって、つらすぎるから。自慢じゃないですが、僕は痛みや症状に対して〝我慢弱い〟んです（笑）。

過敏性腸症候群はストレスが原因。だから、「できるだけストレスをためないように」というアドバイスを聞いたことがある方もおられるかもしれません。しかし、それができればハナからやっている。これほど難しいミッションもありません。

そもそもストレスって、原因が理解できていたとしても、簡単には解決できないことのほうがほとんど。仕事がストレスの大本だとわかっちゃいるけど「そんなぁ……。辞められません（涙）」ってなるのは無理からぬことです。お薬は、そういう方のために「今、ものすごくつらい症状があるのなら、それだけでも取りましょう」ってものなんですね。

服用したことで、しんどさのレベルが下がるならば、幸せレベルはその分だけ確実にアップします。つらいなら、ちょっとずつ痛みを緩和して幸せになりましょうよ。

王道とも言える治療薬は**イリボー**という薬です。

これは、腸の運動を抑える効果がある薬。1日1回飲むと、腸はゆっくりした動きになるため、腹痛や下痢が減るわけです。早い人だと、だいたい2週間くらいで効果が出ます。

毎日5、6回はトイレに行っていたのに、この薬だけで「一日一便で快適！」に過ごせるようになった患者さんもたくさんおられます。

まずは女性であればイリボー2・5μg、男性であれば同・5μgを1日1錠服用することから始めるのがスタンダードです。これで、2週間ほど様子を見た上で、次の手を打ちます。2週間前までは下痢が1日4～5回。それが、どれだけ減ったかを知りたいんですね。

例えば「便の回数は1日2～3回に減りましたが、下痢は続いています。まだつらいので、もう少しよくなりたい」と患者さんが教えてくれた場合は、その方が女性であれば、含有量が2倍のイリボー5μgに増やしてみて、また2週間、様子を見ます。

そして、次回2週間後の来院時に、経過を教えてもらうんですね。このあたりまで頑張ってもらえると、下痢ではない便が1日1回という感じで症状が落ち着いてくるケースが多いです。

効いているのであれば、基本的にはこの時点で薬を変えることはありません。そのままイリボー5μgを飲んでもらい、次は1ヶ月後に再診。もし、さらに症状が改善されて「調子いいです」であるならば、「じゃあ、次回は2ヶ月後にしましょうか？」というふうに診察する日の間隔を延ばして、しばらく服用を続けてもらう。落ち着いていれば、基本、薬は3ヶ月分まで出せますから。

そのうちに、患者さん本人はずっと調子がよくなって、病気であることすら忘れていくことも少なくないです。

もちろん、なかにはイリボーが効かない人もいますが、あきらめることはありません。**下痢を減らす漢方**も、なかなかに有効。実際、こちらのほうが効いたという方もいます。

よく使うのが**半《はん》夏《げ》瀉心湯《しゃしんとう》**ですね。イリボーもちょっとは効いているというのならば併用することもありますが、効かない場合は他の薬にチェンジです。そして、また2週間後に服用後の結果を教えていただいています。これが基本パターンになります。

ちなみに、先ほどお伝えした**「しばらく服用を続ける」というのは驚くなかれ、「年単位」**です。薬とも医者とも気長な付き合いになります。

2-10でお話ししたような、下痢になったキッカケがある人は、それさえ解消されたら、イリボーを始めとした薬はいらなくなります。しかし、キッカケがなかったり、生まれつきの下痢ラーという方は、薬のやめ時の見極めが難しいのも事実。飲まなくなると、症状がぶり返すことは大いにあり得ます。「症状が改善する」とは、「飲んでいる間は改善している」という意味なので。

「薬を飲み続けて大丈夫でしょうか？」というご質問もよく受けますが、基本的には、飲み続けてOK。処方薬全般は、副作用や継続して服用する弊害など、きちんと試験をクリアして認可されている薬です。しかるべきタイミングで適正な量を飲んでいけば、体にとって大きな負担とはなりません。

もちろん、続けて飲むのに注意が必要な薬に関しては、医者は細心の注意を払い、必要があればその都度、血液検査などでチェックしながら処方を決めていきます。なかには本当に短期間で終わらせたほうがいい薬もありますが、過敏性腸症候群で出すような薬は、そういった副作用が強いものはありません。安心して服用してくださいね。

心配だったら、薬を出してもらっているかかりつけ医で定期的に血液検査をして「数値は問題ないね」と確認しながら服用していけば、差し障りはないわけですから。漠然と「薬は毒」「続けるのはダメ」「怖い」じゃなくて、こういうふうに付き合っていけば大丈夫だよってことです。

いずれにしても、薬を飲むほど重症な人は、性根を据えて治療してほしい。長期戦になりますが、覚悟を決めて頑張ろうという気持ちになれば、必ずよくなります。治るんです。

そして、ぜひ理解しておいてほしいことがあります。それは「**薬を勝手にやめないこと**」。

我ら下痢ラーは、変に「下痢慣れ」しています。だから、薬が効いて急に「便秘」になると、途端に恐怖に変わることがあります。今まで1日5回も6回も下痢してたのに、突然1日、2日出なくなっただけで、猛烈な不安に駆られちゃう。そうなると、怖くなって薬を飲むのをやめてしまうことがあるんですよ。

そういう方に限って、再診の時に「下痢が治りません」っておっしゃる。薬が効かないのかと思って聞くと「飲んだら便秘になったからやめたんですけど、今度は下痢が止まらなくて全然治らないんです」と答えられます。でも、こっちからすると「メチャ効いとるやん!?」ってことなんですね。

イリボーなど、過敏性腸症候群の下痢に効く薬に即効性はありません。けれども、飲んでおくことで腸の動きを常にゆったりとコントロールしてくれる。毎日飲むのが大事なんです。

2週間毎日飲んでみて、どのくらい効いたのかを見ないといけない。でも、飲み始めて数日でやめてしまうと何の情報も得られません。これでは再診までの2週間がまったく意味のないものになります。

もし便秘になったとしても、2週間はちゃんと服用してもらえたら、再診時に〝勝利のための次の作戦〟を提示できるんです。どのくらいの便秘になったのかによって、薬のサイズをダウンしたり、服用回数を調整したり、もう少し弱めの薬にするといった処方ができるからです。

でも、自己判断でリセットボタンを押してしまうと、下痢ラー双六《すごろく》は「振り出しに戻る」です。先ほども申し上げたように、この病気は長期戦です。治すにはコツが必要です。**ひとりひとり症状が違うため、症状に応じて薬を使い分けたり、効き目を診ながら変更していく必要がある**のです。それこそ、あなただけのオーダーメイド治療になっていくでしょう。

ちなみに、どんな薬にもアレルギー症状が起こる可能性があります。新しい薬を飲み始めてから蕁《じん》麻《ま》疹《しん》などのアレルギー症状が出た時は、即刻服用を中止し、医者に相談してくださいね。

治療は、まさに医者との二人三脚。快復には患者さんの協力が不可欠です。

過敏性腸症候群は打つ手がある、やりようがある病です。お話ししてきた通り、ちゃんといい治療法があります。困っている方は消化器内科に足を運んでみてください。それ自体が快癒までの第一歩になります。

１１２～１１４ページに下痢（含む軟便）症状の際によく使われるお薬を載せております。お役に立てれば嬉しいです。

診断別 下痢の症状&処方薬と市販薬の一覧表

A 過敏性腸症候群

□軟便、下痢が多い
□便秘と下痢を繰り返す
□1日何度も排便があり、だいたいゆるい便
□朝、学校や仕事に行く前に腹痛や下痢が起こりやすい
□電車などトイレに行けない状況で腹痛や下痢が起こりやすい
□症状に波がある
□昔から下痢をすることが多い

（処方薬）イリボー、トランコロン、半夏瀉心湯《はんげしやしんとう》、ロペミン、ブスコパンなど

（市販薬）ストッパ下痢止めEX、ピタリット、ブスコパンA錠、セイロガン糖衣Aなど

B 消化機能低下

□ゆるい便が多い
□脂質の多い食事をとると下痢になる
□食事量を減らすと症状が改善する
□いつもなんとなく腹部の調子が悪い
□便の色がこげ茶ではなく薄い茶色、もしくは黄色っぽい

（処方薬）ベリチーム、リパクレオン、コレバインなど

（市販薬）パンシロン01+、太田胃散A〈錠剤〉など

C　腸内細菌悪化

□ゆるい便が多い
□お腹が張る
□おならがたくさん出る
□以前に比べて便やおならがくさい

処方薬　整腸剤（ラックビー、ミヤBM、ビオフェルミン、ビオスリーなど）

市販薬　ビオスリー、ビオフェルミン、ザ・ガードコーワ整腸錠α³+など

D　感染性胃腸炎

□数日前から急に激しい下痢が始まった
□ひどい時は1日に5回以上排便があったが、徐々に減ってきた
□下痢になる前、胃が痛かったり吐き気があった
□最初、食欲がなかった
□下痢が始まった頃、発熱もあった
□食べるとすぐ下痢をする
□症状が起きてから1週間で改善傾向

処方薬　抗生剤（ホスミシンなど）、整腸剤

市販薬　ビオスリー、ビオフェルミン、ザ・ガードコーワ整腸錠α³+など

E 重篤な病の可能性

□以前に比べて便が細くなり、それが続いている
□以前に比べて便が出にくくなった
□時々便に血が混ざる（血便）
□1日5回以上の排便が続いている
□便に粘液が混じる
□黒色便
□白色便
□体重が減ってきた

大腸がんなどの場合は薬ではなく、
内視鏡手術による切除または外科的切除での
治療をお勧めします。

潰瘍性大腸炎の場合

（処方薬）ペンタサ、アサコール、リアルダなど
（市販薬）ありません

第3章

便Pに捧げる「一日一便の快感」獲得法

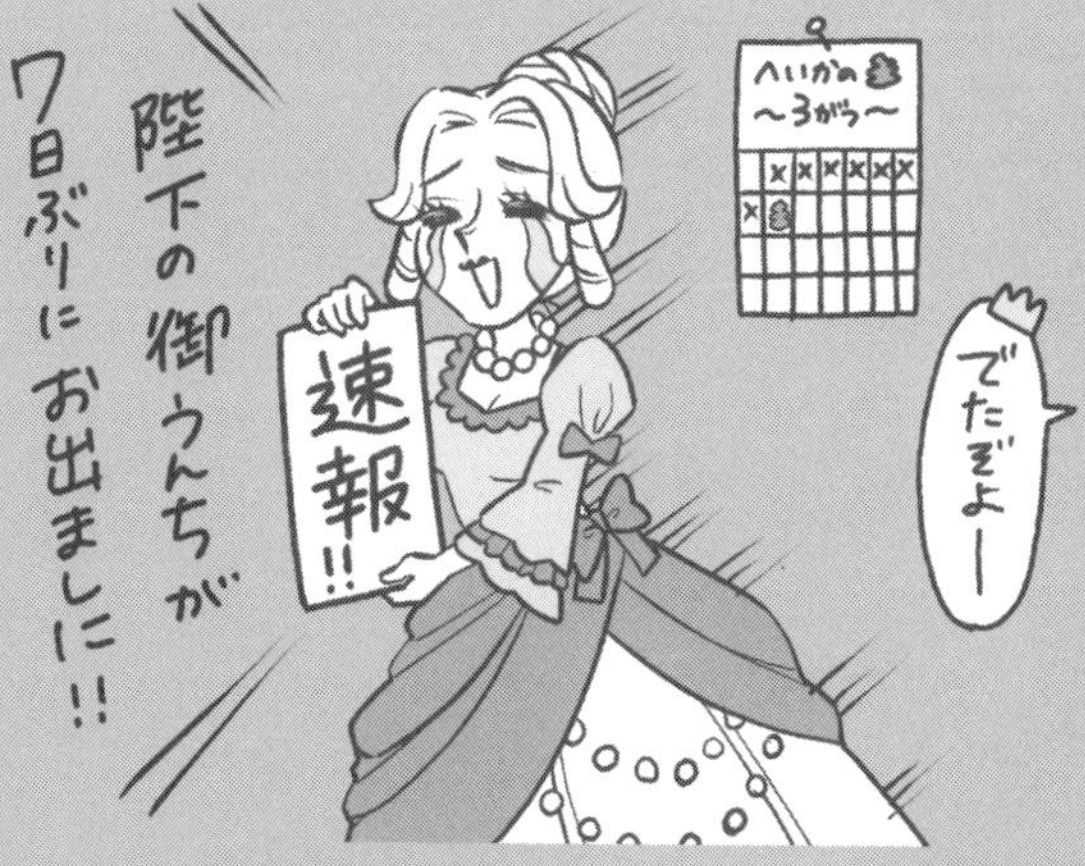

3-1

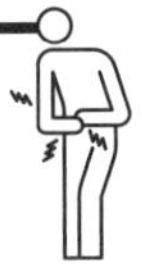

3日出なかったら立派な「便秘」

下痢ラーと便P。言わずと知れた「うんちの悩み」の二大巨頭です。

もしも、うんちの神様がいたとして、神様に「究極の2択！　どっちか選べ!!」と迫られたとしたならば？　下痢ラーの僕は慌てて「じゃあ、便Pで……」と口走ってしまいそうですが、冷静に考えると「どっちも嫌だ」です。皆さんもそうですよね？　下痢ラーもキツいですけど、便Pの苦しみも相当なものでしょう。

なにしろ「出ない・出せない・腹が張る」だけでもしんどいのに、その上、腹痛や吐き気、めまい、食欲低下、肩こり、頭痛などが同時多発的に発生しちゃうこともありますか

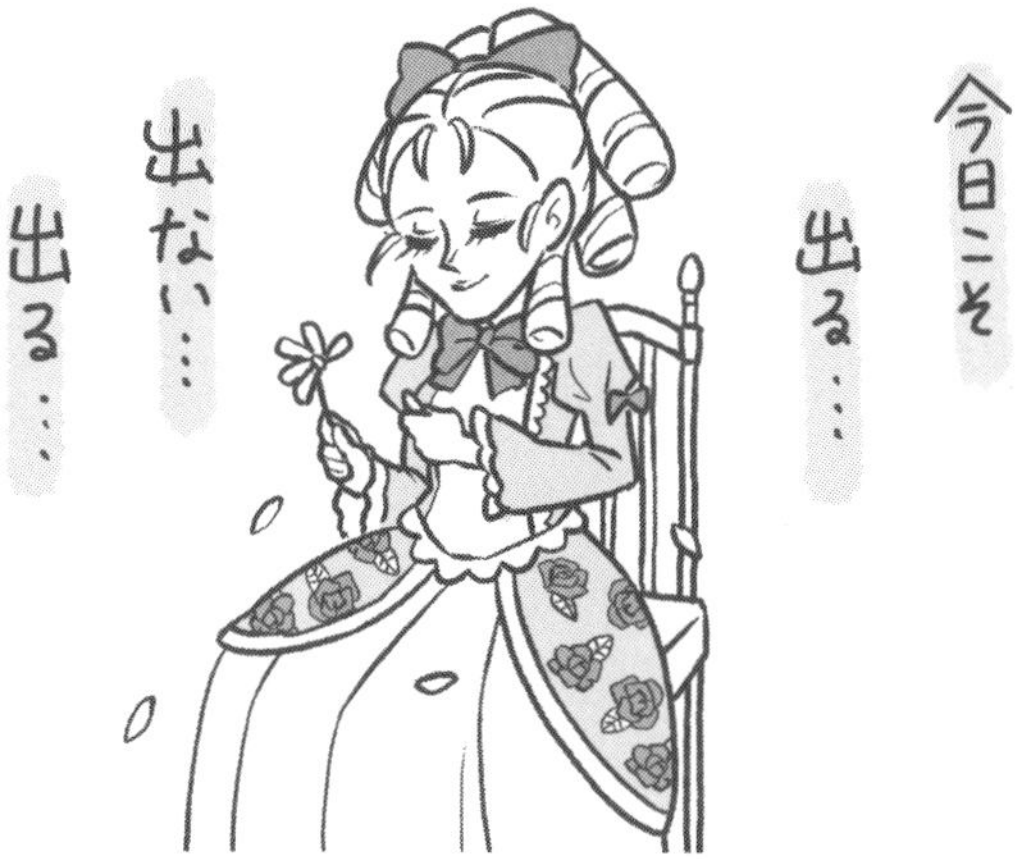

ら、毎日大変だと思います。

それでも、日々を頑張る便Pたち。表彰ものと言えるかもしれないです。

便秘は女性に多い病。**若い時分より悩まされてきた患者さんは、年齢を重ねるにつれてさらに悪化**する印象が強いです。男性でも、高齢者になると便秘症状を訴える方が増えます。

年齢が上がると体の活動量や運動量が減り気味になり、合わせて全身の動きもゆっくりになるので、腸管運動が鈍くなるんですね。これまで「うんちは腸の伸び縮みで出るんですよ」と繰り返しお伝えしてきましたが、便Pは腸自体の運動量が落ちている。そのため、うんちが出にくくなり、結果、便秘に陥りやすくなるんです。

また、筋力が低くなると、排便時に使う腹筋の力も落ちますから、余計に便秘になっちゃう。だから、男性より筋力が弱い女性と高齢者は便秘に陥りやすいんですね。

さらに、食事量も関係します。高齢になると、食べる量が減っていくことが多いので、便秘傾向が強くなる。出る材料が少ないんですから、当然っちゃ当然ですが……。たくさん食べる人ほど、そして、たくさん咀《そ》嚼《しゃく》する人ほど腸管運動が上がるため、便秘とは縁遠くなる。結局、「**よく食べ、よく噛み、よく動く**」**人ほど、排便時の**「**かいか〜ん♪**」**を得やすい**ようです。

ちなみに、若い時分から下痢ラーで鳴らしてきた僕のようなケースは、年を取ったらどうなるのか——と言えば、残念ながら、引き続き下痢ラーであることがほとんど。ですが、若い時よりはマシになるという印象はあります。

それにしても、女性は本当に大変ですよね。

女性が便秘になりやすいのは、先ほどもチラリと触れたように、男性に比べて運動量や筋肉量が少なく腹筋が弱いこと、脂質が不足しがちなこと、さらに女性ホルモンの影響があります。

例えば、妊娠時の便秘。妊娠に伴うホルモン変化によって、便秘を招きやすくなるんです。それに、妊娠中は妊娠前と比べると、どうしても活動量・運動量が低下しますから、腸管運動も低下しやすい。さらに、妊娠後期になればなるほど、子宮は大きくなっていく。当然、腹部の他の臓器を圧迫しますので、腸管の動きも物理的に悪くなります。

何でもそうですが、広い所だと動きやすく、狭い所だと動きづらいですよね。腸は動きながら、うんちを運んでいますから、通り道が狭いと運びにくくなるんです。このように、うんち事情ひとつとっても、赤ちゃんはお母さんの多大なる忍耐と頑張りで生まれてくるんですね。

診察室にも、長年、便秘に苦しめられている20代から30代の女性たちがたくさん来られます。よくある症例としては、こんな感じです。

「週1回しか出ません。コロコロの便です。いつも硬くて、しかも少量です」

皆さんたいてい、学生時代から便秘の自覚症状あり。しかし、激痛というほどでもないため、なんとなくやり過ごしているうちに年月がたってしまったという方が多いです。

なかには、様々な手を打ったのにもかかわらず効果がなく、あちこちのクリニックをさまよった末に、僕のところに辿り着く患者さんも。

「いろんなとこに行ったけど、全然……。もらった薬も効かないんです」っていうふうに来院されるんですね。

そういう方たちにはたいてい、すでに別のクリニックで**酸化マグネシウム**という薬が処方されていたりします。しかし、1週間に1度しかうんちがお出ましにならないタイプは、哀しいかな、飲んでも効かないことがある。どうやっても出ないと、人間、薬自体をやめてしまうものなんですよ。

で、しばらくは出ないままの暮らしが続くんですけど、定期的に「う〜ん、またちょっと新しい病院にでも行ってみようかな？」ってマイブームが来る時があるみたいなんです。便Pの誰もが治りたいのは山々ですから。

でも、「医者に行っても、うんちが出なかった」という、ある意味、黒歴史の記録保持者ですから、どこか半信半疑なんでしょう。診察室に入ってこられるなり、

「どうせ出ないんでしょ？　この私（の便）を出せるもんなら、出してみなさいよ！」

と、やさぐれた雰囲気を漂わせておられることも。それだけ疲れ切っておられるんですね。

そもそもなぜ、便秘がよろしくないか。それは、**うんちが体にいらないもの**だからです。体のなかの毒素って主にオシッコで出すか、うんちで出すかのふたつしかないんですよ。オシッコもうんちも、体には不必要なもの。ため込んでいる状態はウェルカムとは言えないです。全部流れていかないと、やっぱり体は汚れていくんですね。

水道管をイメージしてみてください。流れが悪いと、汚れがどんどんたまっていきますよね？　ずっと使っていない水道も、出した時は水が汚いでしょう。体内でも、同じようなことが起きているんです。

便もためればためるほど、腸の流れが悪くなる。すると、血流も悪くなります。血流が悪くなるということは、体の様々な場所に支障をきたす可能性が高くなるんですね。

人によって症状の出方は違いますが、**疲れやすくなったり、肌が荒れたりといったトラブルが増加**。快適な毎日からどんどん遠ざかっていきかねません。排便は生きる上で本当に大事なことなんです。

さて、一口に便秘と言っても、そもそも「何日出なかったら便秘」と言えるんでしょうか？

僕は「**3日出なかったら便秘**」と位置づけています。

一般的には「不快感がない程度に便が出る状態」ならば便秘ではないと定義されていますが、この快・不快はあくまでも本人の主観ですから、判断が難しいんです。毎日便が出ていても、量が少なかったりして残便感を持つ人は、便秘ということになるんですね。

ただし、実際はすごくドバッとうんちが出ているのに、「不快！」「もっと出さないと！」などと快便の強迫観念に囚われてしまう人もいます。

ですから、僕はそういう定義よりも「出るのは何日に1回か？」という観点でチェックしたほうが現実的だと思います。シンプルに「3日に1回も出ない人は便秘」と考えていいんじゃないでしょうか。

コロコロうんちしか出ない・あるいは毎回コロコロで、しかも3日に1回か4日に1回しか出ないのなら、それはもう、立派な便P。不快な症状が出ていたら、治療したほうがいいです。

もちろん、実際にクリニックを訪ねる前に、生活習慣を工夫する余地もたくさんあります。ただし、それでも難しい場合は、薬を使ってでも出したほうがいい。ぜひ検査をして、大腸に便秘になる病気がないかを確かめた上で治療を始めましょう。くどいようですが、うんちは出したほうがいいんです。

次のページからは「上手な出し方」をレクチャーしていきます。

3-2

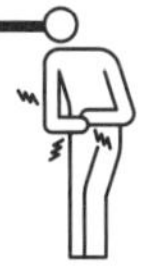

逃すな便意！今がその時!!

僕は、便Pたちに叫びたい。「便意があった瞬間にトイレ行け！」と。

便意があった時こそ「うんちの出し時」。お腹にとっては、便意があった瞬間に「する」のが一番、大事だと思っています。

下痢ラーは「そんなこと言われんでも、1日何度も駆け込んどるわ！」になるんですが、便Pは行かないんですよ、トイレ。なぜなら、この**〝うんちサイン〟**を「**お腹が痛い**」っ**て認識**しちゃうからです。

下痢ラーのように1日に何回もうんちが出る人は、お腹がグルグル痛みだしたら「うんちした〜い！　トイレ行きた〜い！」、つまり〝便意信号〟と捉えるんですけど、便秘の人は腸が動きにくいため、便意を感じる回数が圧倒的に少ない。だから、たまに起きる便意を腹痛と勘違いして、やり過ごしちゃう。結果、トイレに行くという選択をしないんですね。

　そうこうしているうちに、腸のグルグルは次第に治まっていきます。下痢の人が便意を我慢するのが難しい状態なのに対して、**便秘の人はそもそも便意が弱いので、我慢しようと思えばできちゃう**。だから、トイレに行かずとも、「あ〜、痛いな、痛いなぁ……。ああ、治まってきた、よかった！」で、終わってしまう。

　しかし、この便意。**我慢することが習慣になるとますます感じにくくなり、便秘を悪化させていきます**。

　僕は叫びたい。「それ腹痛じゃないから！　そのグルグルがうんちのサインだから！　そこでトイレ、行くんだ！　むしろ便意がない状態でトイレにこもっても、快便は生まれないよ!!」と。

　便秘の人は「もう1週間出てない……。すっごくたまっているのに……。全然出てないから、トイレにこもろう」って行くんですね、便意がないのに。そして、最終的には、「トイレで頑張ったのに、出なかった」となりやすい。

よく「漫画とかスマホを持ってトイレにこもると、痔になるんでしょうか?」と聞かれたりもしますが、僕の答えは「NO」。漫画やスマホを眺めながら〝長便〟するから、痔になるわけじゃないと思うんですよ。

下痢ラーなんて、トイレに行くや否や間髪《かんぱつ》入れずに出るから、漫画を読んでいる暇なんてあったもんじゃありません。快便族であれば、トイレに座ったら、次の瞬間はすぐにワーッと出ておしまい。そちらもトイレでスマホをいじる時間もなく終了です。

そもそも、**スマホやら携帯やらを持ち込みたくなること自体、便Pの証**のようなものなんですね。トイレにこもっても、なかなか出ない。でも「出しとかないと体に悪い」、とは思う。

つまり、「便意がないのに行っている」ことこそが、最大の問題。便座に腰かけて、うんちが出るまで我慢して待つけれど、なかなか出ないから場つなぎ的な物を持って入っているんじゃないんでしょうか。漫画やスマホ画面を眺めていると、待って、いきむ時間も自然と長くなる……。そういうサイクルで日々を過ごすと、やっぱり痔になりやすいんですよ。

便秘と痔はセットのような関係なんです。便秘の人の便は、だいたい硬い。硬い便は肛門を傷つけやすいから、痔になる。

便意がないのに、無理矢理うんちをひり出すだけでも大変な労苦である上に、痛〜い痔のリスクも……！　ですから「逃すな便意！」は非常に大事なポイントになってくるんですね。

ご存知のように、うんちは肛門から出るもの。そこに至る最初の段階は、食べ物を口に運ぶところから始まります。

58ページの図のように、食べ物は口から食道を通って胃に運ばれ、お粥《かゆ》状態に。その後、少しずつ十二指腸に送られ、さらに小腸で栄養が吸収されます。そこで吸収されず残ったものが大腸に流れていくのですが、この時点ではまだ液体状。大腸のなかを通っていく間に、水分が吸収されていきます。

要は、大腸の役目は「水分吸収係」。うんちは大腸を通っていくうちに、だんだん固まっていって、最終的に肛門から出る仕組みです。従って、大腸内のうんちの通過速度が速いと軟らか便になっていきます。水分を吸収する時間が短いから硬くなれないんですね。

逆に遅いと、うんちは硬くなっていく。出ないまま2日たって、3日たってといううちに、便はどんどん硬くなっていきます。お腹にいればいるほど、硬くなっちゃう。

つまり、**便Pは大腸におけるうんちの動きがゆっくりさん**、とも言えます。

うんちは腸が伸びたり縮んだりする「腸ぜん動運動」で運ばれて行き、ある程度、うんちとしてたまるとギューッと腸が動き出して、便を排出しようとするんですね。そこで「うんちしたい。トイレ行こう」という便意を感じるようになっている。

皆さん、うんちを出す時には、お腹にグッと力をかけますよね。筋肉で腹圧をかけて、腸の動きに合わせて押し出しているのですが、便Ｐはただでさえ腸内の便を押し出す力が弱い上に、固まった便がいっぱいあるから、余計に出しにくい。これが３日以上たつと、先述した通り、さらに固まってきますから、悪循環でもっと出にくくなります。

たまるわ、固まるわで、うんちが出るまでのハードルはますます上がっていくことに。この負のスパイラル、文字にしただけでも相当つらいですよね。じゃあ、「どうすりゃいいのさ、この私？」ってことですが、方法はあります。

まずは「**水を飲め！**」です。

僕は必ず、便秘の患者さんには普段とっている水分量をお聞きしています。「食事以外で１日何ＣＣ飲んでいますか？」って。

「５００ＣＣのペットボトル１本です」だったら少なすぎますし、１日の水分量が仮にその３倍でも、便秘であったならば、もっと飲まないといけないことになります。便Ｐは**少なくとも１・５リットル以上から２リットルくらいは飲んでほしい**です。

これは意識してとらないと、体には入っていかない量。気付いた時に、小まめに「そっだ！　飲まなきゃ」ってやらないとダメです。

ここで読者の皆さんの「俺はセーフだな。コーヒー、メチャ飲んでるから」って声が聞こえた気がしましたが、それ、水分補給になっていませんよ。

コーヒー、紅茶、緑茶、烏龍茶といったカフェイン入りの飲み物は利尿作用があるので、飲んだ分以上にオシッコで出ちゃうからＮＧ。水分補給には水や白湯《さゆ》、麦茶が適しています。

ちなみに、僕は下痢ラーですけど、毎日、水、お茶などを2リットルは飲んでいます。診察机の上には炭酸飲料とコーヒーものっていますが、これは水分補給プラスα！　便Ｐの方は、特に、嗜好品と水分補給は別モノと考えてくださいね。

さあ便Ｐの皆さん、この瞬間から、まずは取り急ぎ水を飲みましょう。

ただし心臓や腎臓など内臓に基礎疾患がある患者さんは別。それぞれ適切な量があるので、ぜひ医者に相談してくださいね。

3-3

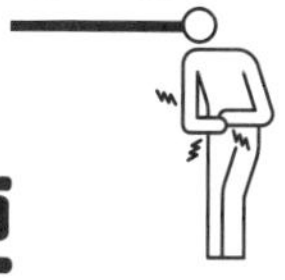

便はリズム〜「座れ、便座」からの「出でよ、うんち！」

「便Pたちよ、毎日水を意識的に飲もう」というアドバイスを申し上げたところで、さらに水分の話を続けましょう。とにかく水は大事ですからね。

まずは**朝起きたら水を1杯、体に入れてあげてほしい**です。これはすべての人に言えますが、便Pには特にお勧め。

実は眠っている間は意外と汗をかくため、知らないうちに水分不足になっているんです。つまり、朝イチの体はカラカラ。1日のなかで最も脱水状態に陥っている時なので、体に水分を補給してあげましょう。

できれば**常温か、白湯に近いくらいがベスト**。冷たい水でも水分補給にはなりますが、あったかいほうが血流はさらによくなります。

もちろん、**朝ごはんは食べたほうがいい**。「下痢ラーはトイレを確保した上で朝ごはんを食べよう！」って話はもうしましたね。

便Pは自宅でも出勤途中のカフェでも職場のデスクでも、都合のいい場所で朝ごはんにありつきましょう。朝は1日の始まりであり、最もエネルギーを必要とするんですね。これから日中、そして夜と活動していくためには「腹が減っては戦《いくさ》はできぬ」。しかも、朝はたらふく食べても消費できちゃうので、脂肪となってため込まれない。ダイエットを意識している人も、朝はたくさん召し上がれ！　です。

できれば、炭水化物をちゃんととったほうがいいと思います。炭水化物はエネルギー源だから。

まず起きたら、水を飲む。となれば、胃もちょっと潤《うるお》い、少しずつ動き出します。そこで今度は炭水化物などの、ある程度量があるものを食べる。そうすると、胃はより活発になり、連動して腸も動き出します。食べると胃腸が刺激されていくんですね。腸もお目覚めの時間です。つまり「うんちしたい」ってなる。朝、出かける前に快便誕生！　となっていきやすいんです。

こういう生活を続けていると　私たちの体に標準装備されている**体内時計が「朝、起きて食べたら、うんちを出す」というリズムに整っていきます**。便はリズムなんです。

僕は、うんちは毎朝、出るに越したことはないと思っています。便Pはこのリズムをうまいこと刻めるようにしていけばいい。

理想は、「朝ごはんを食べたら排便」となること。ですから朝食後、しばらくたった段階で、取りあえず**3分だけ便座に腰かけてみましょう**。

便Pの朝の3分間は「いきむ3分」にしなくていいですよ。

「ウーン」と気張って効果的なのは、腹の左下に便が待機している人だけです。その場合は、うんちがスタンバイしている部分をグーッと押してあげると排便へのアシストになりますが、下腹のどこもかしこも張っているかのような便Pには、いきみもプッシュもあまり意味がありません。代わりに、**腹式呼吸**をしてみてください。

腹式呼吸。言わずと知れた「鼻からゆーっくり息を吸って、お腹を膨《ふく》らませ、今度はお腹を凹《へこ》ませながら息を吐く」というアレ。特に吐く時のお腹を意識すると、刺激を受けた横隔膜《おうかくまく》が上がるので、下腹部、つまり腸の活動を促《うなが》すってわけです。

便意を感じてなくても、便座に座って腹式呼吸を3分間。肺だけ膨らませてもダメですよ。ちゃんと腹式にして、お腹を膨らませたり、凹ませたりするようにしてください。出なかったら、もういいです。

長居は無用なので、3分だけ座って出なかったら、潔《いさぎよ》くあきらめて、トイレから退出しても構いません。でも、うんちが出なかったことを嘆く必要はまったくなし！　なぜなら、**朝、トイレに行く習慣ができたんですから、それだけでも立派**です。習慣はリズムを生んでいきます。

便はリズム。いつもリズムよく出るようにしていければいいですよね。腸の動きが速すぎるのも遅すぎるのも、リズムが悪いのが原因。ぜひ、いい感じのリズムに持っていきたい。そのためには毎朝の習慣づけが、とっても大切になっていきます。

「便意の道も一歩から！」

便Pの皆さん。ここは、ちょっとだけ頑張ってみてくださいね。

3-4

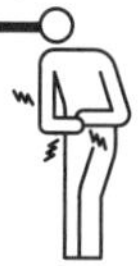

「1日3食」で腸をサボらせない

お腹に便がたまっている感覚があるのに、出ないから不快感が消えない。これでは気分が塞《ふさ》いで当然です。それでもなお、踏ん張る便Pの皆さん。本当に我慢強いと感心します。

でもね、あまりに苦しかったり、だるかったりした場合は、後で語りますが、薬に頼るのも一案ですからね。

ただ、できればなるべく自分の力で治したいもの。そこで、まずは「2行でわかる超簡単な腸講座」をしてみたいと思います。

腸には小腸・大腸がありまして、小腸で栄養を吸収し、大腸で便を運ぶという役割を担っております。以上。（雑すぎる説明！　すみません……）

さあ、大まかではありますが、完璧に!?　腸の役割がわかったところで、次に行きましょう。

実は、この役割をちゃんと腸に担わせてあげられるかどうかが、快便生活の鍵を握っております。

そもそも腸は、モノが入ってこないと働かないんですね。2－5でもお伝えしましたが、健康には「食べて・寝て・出す」のが重要です。腸にとっても、よく噛んで食べることが、まずは一番大事なんです。しっかり噛むことで腸が活発に動く。噛むことが腸への刺激になるんです。

また、たくさん食べる人は便も多くなるので、腸もせっせと働かないといけません。**食べることは、腸に仕事を与えている**とも言えます。腸は本来、働き者ですから、仕事をすることで生き生きしていくのです。

逆に、仕事を与えてあげないと、どうなるでしょうか？

例えばの話、急な入院などで2週間、ベッドで寝て過ごしたとしたら、足は思うように動かなくなります。同じく2週間、何も食べなかったら、腸は動かなくなります。**絶食すると、腸はすたれていく**んです。

1日、2日ならばまったく問題ないですが、長いこと絶食すると、腸は動かなくなるわ、栄養分も吸収できないわで、機能がどんどん落ちていく。だから、いざ食べる段になると、今度はバーッと下痢しちゃう。

適度に腸を動かすためには、基本、毎日しっかり食べることが大切なんです。巷《ちまた》では最近、1日1食がいいとか、2食で充分だといった様々な説が飛び交っているようですが、僕は**3食推し**です。

確かに日本も江戸時代の初め頃までは2食だったんですよ。電気もないから灯りに乏しく、夜＝真っ暗な時間帯が長かった。つまり、活動時間が現代よりももっと短かったわけです。当然、消費エネルギーも少なかったため、2食でも足りていたんですね。

それが、社会が発展し、都市化が進むにつれて活動時間が長くなった結果、2食ではエネルギーが足りず、3食になったという歴史があります。人間の体は最適なものを選択し、進化しているんです。なのにわざわざ2食に戻すのは、進化に逆らっている状態になりますね。

「朝7時に起きて、夕方5時に寝ます」という人は2食でいいですが、夜9時、10時まで起きて活動しているのなら、エネルギー不足ですよね。

やっぱり、ちゃんと「バランスよく」3食とったほうが、体にとってはいいです。3食分のカロリーと量を、2食でかき込むなんていうのは非常にマズい。

話は腸からちょっと離れますが、もし、あなたが**多忙やダイエットが理由で2食にしているならば、注意が必要**です。

食後は血糖値がグッと上がります。血糖というのは、主にごはんやパンなどの炭水化物が消化・吸収され、糖分となって血液中に含まれたもの。体を動かすためのエネルギー源です。

血糖濃度は高すぎても低すぎてもよくないので、体は血糖値をいい感じに調節しようとする。そのため食後、急激な高血糖にならないように、**インスリン**というホルモンを出して血糖値を下げるんです。

1日3回、適度に食事をしている場合、よほど炭水化物や甘いものを食べすぎたりしない限り、急激な高血糖に見舞われることはまずないはず。血糖値がゆるやかに上がるとインスリンの量は少なくて済むため、その後、ゆるやかに下げることができ、健康な暮らしが送れます。

しかし、夜にようやく2食目にありつけるまで、ずっと空腹だったとしたら？　しかも、これで1日の食事は終わりだとしたら？　バーッと食べますよね？　お腹ペコペコですから。

そうなると、血糖値は急上昇。あまりに高血糖になると、ヘタしたら呼吸困難や吐き気、嘔吐《おうと》、腹痛、意識障害を引き起こします。そうならないように、体は血糖値を急降下させようと、インスリンを慌ててドバーッと分泌。ところが、今度は逆に下がりすぎちゃうという問題が浮上します。血糖値はインスリンが大量に出るや否や下がるわけではなく、遅れて下がっていくからです。

下がりすぎると低血糖気味になります。低血糖になると、眠くなる。食後30分〜1時間で眠くなるのは低血糖気味になっているからです。要は、**食後に眠くなる人は、食べすぎの可能性**があります。

問題はまだあります。

インスリンが分泌されて血糖値が急下降する時に、ブドウ糖が中性脂肪に変わってしまう。エネルギーとして消費されない分を脂肪に変えて、体内に蓄《たくわ》えてくれようとするんですね。血糖値が急上昇した分、急降下させるので、その分、脂肪になる。

実は、**人間の体は食事の間隔が長く空けば空くほど、次に食べるものの栄養をしっかりため込もうとする性質がある**んです。原始の頃から埋め込まれた飢餓に対する防衛本能のなせる業《わざ》でしょう。

つまり、「2食で3食分カバー」というやり方は、太る流れをバッチリ作ってしまうんですね。食事は3回に分けて、適量食べるのが大事なのがおわかりいただけたでしょうか。

「1日2食問題」を、腸からも見てみましょう。

24時間のうち2回しか食べないとなると、腸は休んでいる時間帯が長くなります。だから、**久しぶりのお食事タイムも、グータラ休んでいた腸からすると、いきなりバババッて食べ物が入ってくる「ビックリ」な出来事**。休んでいるところに突然、大量に仕事が舞い込んでくるんですから、そりゃあ負担がかかりますよね。

人間もそうですけど、オーバーワークはよくありません。仕事はコンスタントに適量を心がけたほうが負担は減るし、順調に活動できるというもの。

先ほどお勉強したように、「腸は栄養を吸収して、便を運ぶ臓器」。ここにあんまり物が入ってこないと働かなくなるので、適度に仕事させてやってください。そのためにも、ちゃんと水分をとり、質、量、回数すべてにおいてバランスよく食べることが肝心です。

時々はご自分の腸の気持ちを想像しながら、仕事を発注してあげてほしいなぁと思っています。

3-5

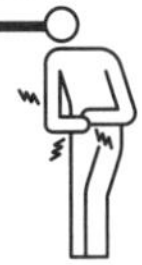

意識高い系「お野菜生活」より とにかく「肉」を！

便秘でお悩みの女性、すなわち便Pレディたちには共通点があります。

それは「健康志向」。なぜかそちら方面の〝意識高い系〟女性が多いんです。

彼女たちは「お腹にいいモノ食べよう」って気持ちがものすごく強いんですね。サラダに温野菜、スムージーなどなど。僕の好きなカルビやロースには見向きもせず、野菜ばかりとったりするんですよ。

結果、どうなるかと言うと、**便がすっごく硬くなります**。脂を意識的にとらないからです。

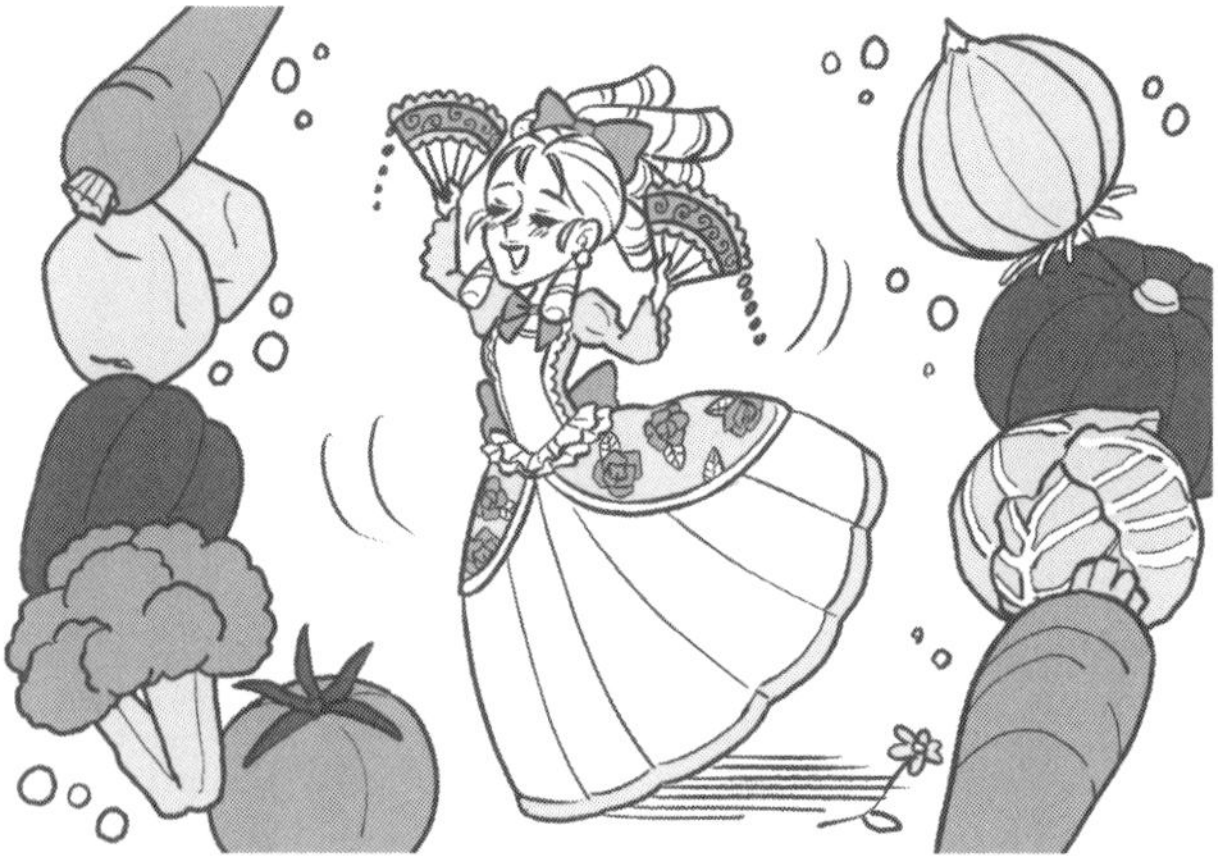

脂って潤滑油なんですよ。日常生活のなかにも油を塗るとスムーズに動くものってたくさんあるじゃないですか？　同じように、脂は腸内のうんちの動きを滑らかにしてくれるんです。

それだけではありません。脂って、実は消化が大変なんですよ。下痢ラーの人なんて、脂に対する消化酵素の出が恐ろしく悪かったりするので、肉を食べただけで「一直線で下痢！」になる人も少なくありません。

「私はサラダにオリーブオイルをかけてます。油分は足りてるはずでは？」と反論されるかもしれませんが、そういうことじゃないんですよ、僕が言いたいのは。

肉とか魚とか、食べ物の素材そのものに入っている脂肪分が効率よく便をゆるくさせる

んですね。便通をよくしたいならば、まず、そういうものをとらなくては。健康志向が強い人ほど、肉や魚を食べないじゃないですか？

「お肉？　食べてますよ、ささみだけ！」とか高らかに宣言している場合じゃないです（笑）。鶏のささみも胸肉も、皮以外は低脂肪ですから。

つまり「便秘がつらいなら、脂が乗った肉や魚を食え！」。便秘がストレスならば、おからじゃなくて焼肉を選ぶべき。これが、便Pたちへの食事指導の最初になります。

さらに申せば、**便Pたちは圧倒的に「量」をとっていない傾向**がある。どちらかと言えば、便秘に悩む方は痩せてらっしゃるし、意外とふくよかな方のほうが快便だったりします。これは、ごはんをちゃんと食べているかどうかも多分に影響しているんですね。

やっぱり、基本はよく食べ、よく出す。よく出すためには、よく食べないとダメってことです。

ゆえに、腸に関して言えば、ダイエットは「よくない」。

でも、今の女の子たちはダイエットに本当に熱心。「便秘気味だけど、痩せたい」から「繊維質のゴボウを筆頭に、野菜をたくさん食べています」とおっしゃる若い女性患者さんが大勢おられます。

しかしながら、ダイエットの観点からすると、その努力はあまり報われないでしょう。

ゴボウは痩せません。

痩せるか痩せないかは、糖質をいかに減らすかが最大のポイント。糖質の含まれていない食事をいっぱいとって、お腹を膨らませれば、基本的には痩せやすくなります。つまり、バランスを崩さない程度に炭水化物をなるべく減らし、野菜や肉、魚をきちんととることが必要なんですね。

ただし、**野菜のなかには糖質が含まれているものもある**んです。

代表的なのが、ゴボウを筆頭とする根菜類。ニンジン、ジャガイモ、サトイモ、レンコンといった食材ですね。便秘対策としては、「マル」な食材ばかりで、たくさん食べればうんちは出るようになるんですけど、残念ながら糖質も吸収されてしまう。痛し痒《かゆ》しです。

また、根菜類以外にも、トマト、カボチャ、タマネギあたりは食べすぎると糖分をけっこうとってしまうことになるため、痩せやすくなるとは言えません。ダイエットを意識してサラダを食べるなら、葉野菜系のほうがいいでしょう。

「過ぎたるはなお及ばざるがごとし」とはよく言ったものです。物事にはほどよさが大切なんですね。やはり何事もバランス。健康もそうです。

腸のためにも、過剰にひとつの食材を追い求めるのではなく、栄養のバランスを考えた食事をとってくださいね。その行為が、あなたの健康を守ります。

3-6

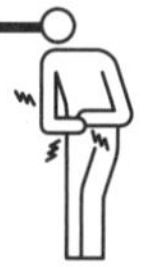

「便筋」上手はトイレを制す

下痢ラーが「せっかちな腸」ならば、便Pは「のんきな腸」です。

ウルトラ下痢ラーが、ランチで堪能したトンカツを2時間でお尻まで到達させられるのに対し、スーパー便Pともなると、1週間前に食べたドレッシングなしのサラダが、まだお腹に滞在中ということもザラにあります。

「出ない」とたまる一方で、ただただ苦しいだけ。〝ヤツ〟には一刻も早く旅立ってほしい気持ちでいっぱいでしょう。

そんなスーパー便Pさんには、まず生活習慣の見直しをお勧めしています。

先ほどお伝えした「**水を飲むこと・朝ごはんを食べること・便座に3分座ってみること**」に加えて、さらなる〝レベル上げ〟をお願いしたいところ。RPGではないですが、やはり便秘という難敵を倒すためには経験値も必要です。地道にいろいろチャレンジしながら、みずからの装備を底上げして、レベルアップを図っていきましょう。

便Pの装備は、ズバリ「**便筋**」です。もしかして、初耳ですか?――はい、僕が勝手に名付けました（笑）。便筋とは、便を押し出すために必要不可欠な筋肉のことです。

便秘のお悩みのひとつに「残便感があって出し足りない」というものがありますよね。出たには出たけど、コロコロだったり、ウサギのフンみたいなものばかりで、物足りないどころの騒ぎじゃない。毎日、「お願い。うんちが出し切れますように」と祈る方もたくさんいることでしょう。

この「出し切る力」を支えるのが排便のための筋肉、別名「腹筋」。便Pのウィークポイントは腹筋なんです。うんちは腹筋の力で押し出すわけですから、ここが弱いと、思うように便を出し切ることができないんですね。

寝たきりの高齢者の方が自力での排便が難しくなるのは、腹筋に力をかけられないから。「ウーーッ」って思い切りいきめないんですよ。

便Pの皆さん、合い言葉は「出し切りたいなら、腹筋を鍛えろ!」ですよ。

床に寝て両膝を立てた状態で半身を起こす、いわゆる**腹筋運動**はもちろんのこと、**スクワットや、体をひねってお腹の両サイドの腹斜筋を鍛えるのも有効**です。立ったまま肩幅に足を開き、ゆっくりと腰を左右にひねればＯＫ。その際、肩をひねるのではなく、腹斜筋を意識しながら、ジワジワとウェストあたりをねじっていくのがコツです。

腹筋の力がアップすれば便を押し出しやすくなりますし、さらに腹筋自体を動かすことで腸に刺激が与えられ、腸ぜん動運動が活発化。便秘解消に大いに近づきます。

一朝一夕に改善とはいかずとも、毎日コツコツ便筋を鍛えていけば、嬉しい変化は必ず訪れるはず。筋肉は裏切りませんから！　年齢を重ねられた方であったとしても、ちゃんと体は応えてくれますから！　本当にやってみて損はないです。ここは「チリツモ」の精神で、ちょっとずついきましょう。

この便筋エクササイズに励みつつ、さらに体を動かせば鬼に金棒です。やっぱりスポーツをやっている人に便秘は少ないんですよ。**腸の動きは体の動きと連動**しているからです。

では、どのくらいの運動をすればいいのか？

率直に申し上げて、便Ｐさんの場合、「毎日、なるべく歩いています」程度では厳しいかもしれません。

日頃まったく動いていないレベルの人だったら、まずはウォーキングから始めるのもプラスにはなるでしょう。ただ、症状改善のために必要な運動量は便秘の深刻度によって変わってきますから、歩く程度では解消されない可能性も大。

僕のお勧めは、**軽いジョギングやサイクリングなど、ウォーキングよりもちょっとだけ体に負荷がかかるような運動**。汗をかくのがカギです。

汗をかくのは、自律神経が活発に動いている証拠。腸の動きも、自律神経が作用しています。だから腸にも絶対、いい刺激になる。

便秘を本気で治したいならば、汗をかくほどの運動、そして便筋エクササイズを、あきらめずに続けてみてください。お腹の調子もよくなるし、運動することでストレスも解消できる。まさに一石二鳥です！

とは言え、「やっぱり運動は嫌い」「すぐに効果を実感したい」便Pさんもいらっしゃるでしょう。

便筋を鍛えるのも汗ばむような運動を続けるのも、時間がかかりそうだし私にはムリムリ。でも、うんちを今すぐ、どうにか出し切りたい。こんな私でも救われる方法はありますか――？

という方に、とっておきのテクをお教えします。それは、「**腸管マッサージ**」。

皆さんも、赤ちゃんのうんちが出ない時に、お母さんがやさしく赤ちゃんのお腹を「のの字」にマッサージしているのを見たことがあるかもしれませんね。この「のの字」、大人にも意外と効きます。

58ページの図のように、腸は長いソーセージのようにクニャクニャと折れ曲がっていて、うんちを作る役割を担う大腸は、小腸を取り囲むように存在しています。

腹部の右下から始まる大腸は伸び縮みするため、短い時はおよそ80センチ。伸ばすと1・5メートルにもなります。

1本のホースのような大腸ですが、場所によって名前は様々に変わります。盲腸から始まって、上行《じょうこう》結腸、横行《おうこう》結腸、下行《かこう》結腸、S状結腸、直腸の順に肛門に近づいていくんですね。お腹の中の3カ所でカーブし、便を体外に送り出しています。

まずは、お腹の右上部分にある上行結腸から横行結腸へと続く、第1カーブ。

次に、お腹の左上あたりにある横行結腸から下行結腸へと続く、第2カーブ。

そして、お腹の左下にあるS状結腸からお腹の中央下にある直腸・肛門へと続くのが第3のカーブになります。

当然のことながら、**曲がり角の部分は便がたまりやすい**。また、特にひどい便秘の方は、S状結腸の第3カーブあたりが1回転していたり、ねじれていたりして、より複雑な状態になっているケースもあります。

「のの字」マッサージはお腹の右下から右上に上がって、最後、左下までさすっていくのが基本。これはまさしく大腸に沿う形であり、ちょうど便だまりの部分を刺激していることになります。

後ほど詳しくお話ししますが、**S状結腸を押してみるのが一番効果的**です。左下腹部のS状結腸はお腹の前のほうに位置していて、そこから奥に行く感じで、背中に近い直腸・肛門へと続きます。

そうそう、**恥骨部分を触ってあげる**のも、肛門裏周辺への刺激になって、便通にはいいですよね。なんなら、**尾てい骨をトントンするだけでも効きます**。便Pさんだったら、けっこう強く叩いてもいいかもしれません。逆に、僕みたいな下痢ラーは腸の動きが誘発されて、即トイレに行きたくなるでしょうから、とっても危険な行為ですが（笑）。


さて、この項の締めくくりとして、どれぐらいの力加減でマッサージすればいいのか伝授しますね。

まず、大腸のカーブしていない直線部分にはあまり便がたまっていないので、やさしく。そっとさするだけでも、腸は動きます。先ほども少々触れたように、便がたまっている最後のS状結腸あたりをグーッと強めに押すのがコツです。

イメージとしては、**歯磨き粉のチューブを最後まで使い切るような感じ**でしょうか。まさしく今、肛門めがけてグーッとうんちを追い出すイメージを描きながら、押してあげる。なんと言ってもたまっているモノをお腹の上から手で押してあげるのは便筋のサポートにもなって、うんちが体から退場しやすくなります。

便筋エクササイズ、汗をかく運動、便だまりを刺激する腸管マッサージは、「無事開通」に導く頼もしき3点セット。すぐに始められて、お金もほとんどかかりません。気軽にチャレンジして、快腸生活を手に入れましょう！

3-7

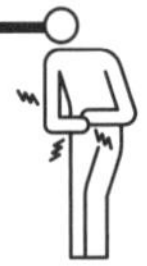

肌も腸も、日々生まれ変わる

「うんちよ、出ろ！」――便Pたちの最大の望みです。

本来ならばうんちは不要なものですから、体は排泄しようとするはずなんですが、便Pの実態は真逆。排泄どころか、どんどんため込んでくれる始末とくれば、つらいのも無理はないです。

腸内でため込まれたうんちは腐敗が進み、毒素が血液中に溶け出すようになるんですね。

結果、血流は悪くなるわ、新陳代謝は低下するわで、肩こりや頭痛といった不調も呼び込

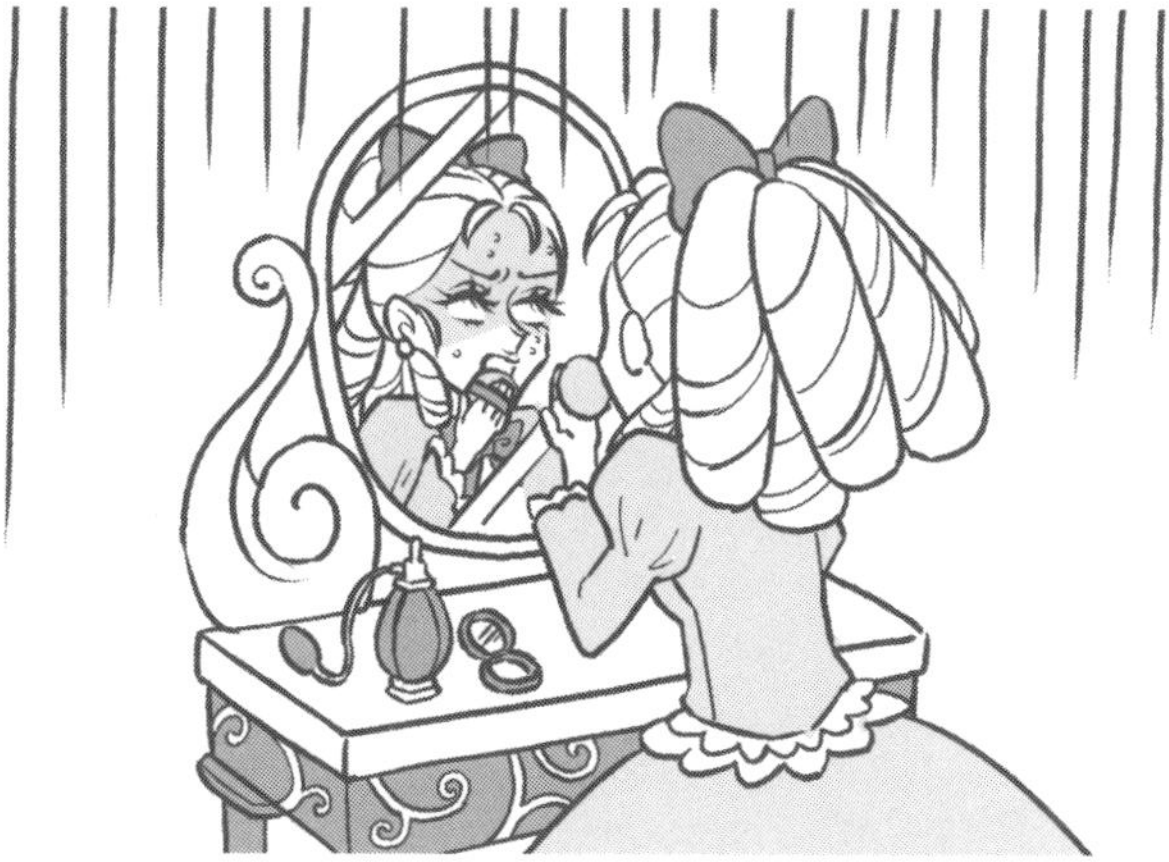

みやすくなります。特に女性にとっては、肌荒れまでお招きしてしまう一大事になりかねません。

肌は、血中の腐敗したうんちの毒素を、汗や皮脂と共に毛穴などから外に出そうと奮闘します。そのぶん新陳代謝までは手が回らず、吹き出物やくすみなどの肌荒れにつながるというわけです。

さて、この「肌の代謝」。「**ターンオーバー**」と言うほうが馴染みがあるでしょうか。両方とも「肌の生まれ変わり」を指します。

私たちの肌は、一定の周期で新しく生まれ変わっているんですね。年齢や人にもよりますが、だいたい入れ替わりに1ヶ月ほどかかるとされています。

実は、腸の粘膜もターンオーバーしている

ってご存知でしたか？　それもけっこうひんぱんで、3〜5日おきに剥がれ落ちているんですよ。

そう、腸の粘膜も皮膚と同じように、細胞がどんどん生まれ変わっている。**腸も、肌のように再生している**んです。できればどちらの新陳代謝もスムーズにさせたいものですよね。

ご承知のように、食べ物は口から入り、喉《のど》→食道→胃→小腸→大腸を通過し、肛門から出ていきます。口から肛門まで1本でつながっている管を「消化管」と呼び、その内側は粘膜で覆われています。

体の各種器官の内側にあり、粘液で潤いが保たれている粘膜部分は、〝細胞再生可能エリア〟。体のなかに存在していると同時に、広い意味で外とつながっている場所でもあります。

例えば口腔《こうくう》粘膜、つまり口のなか。舌や頬の内側、歯茎などにはヌルッとしたような濡れた感触がありますよね。あれが粘膜。

唇を閉じていると、感覚として、口のなかは自分の「体内」に思えるでしょうが、大あくびをした時には思い切り外気にさらされます。要は皮膚と同じく外気に当たっている場所ということ。完全密封の「体内」だと思いきや、まさかの「体外！」とも言えるわけです。

口だけではなく、粘膜がある場所、すなわち食べ物が通って出ていくまでの消化管すべてが、そのように考えると「体外」。口から入ってくる外気は消化管を通過していきますので、イメージとしては、常に外気にさらされている皮膚と同じ。皮膚の延長線上にあるということです。

極論するならば、腸も含めた消化管の内側にある粘膜は、皮膚とつながっている〝1枚皮〟。だから、皮膚と同じように細胞が生まれ変わるんですね。

皆さんのなかにはスキンケアに余念がなく、お高い美容液を愛用中の方もいらっしゃることでしょう。この「肌に栄養を与える」プロセスこそが、皮膚のターンオーバーを促します。

メンテナンスとしての地道な努力が必要なのは、腸も同様。日々、生まれ変わろうとしていますから。いっそ、お肌のように腸にも直接、美容液を塗れれば最高でしょうが、現実的には無理ですよね。

そこで**美容液代わりとなるのが、毎日せっせと体に取り込む栄養素＝食べ物**です。

例えば、細胞の新陳代謝に必要なタンパク質やヘム鉄、亜鉛が豊富に含まれた牛の赤身やレバー、ビタミンAたっぷりの鰻《うなぎ》、ホウレンソウ、ビタミンCの代名詞である野菜やフルーツを積極的にとるのは、腸のターンオーバーにも有効です。

便Ｐの皆さん。肌をケアするのと同じぐらい、腸もいたわってあげてくださいね。美容液を塗るように、腸にもあなたのやさしさを。その気持ちが、腸の再生力を引き上げていくでしょう。

目指せ、便Ｐからの華麗なる卒業！

3-8

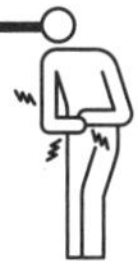

薬は「2週間続ける」ことに意味アリ

下痢ラーは腹痛には慣れっこ。だから、たとえギュルギュル痛くなり始めても、「また来た！」みたいなもんです。腹痛はうんちの前触れだと骨の髄まで染み込んでいるため、あっさり観念してトイレに向かう、もしくはトイレを探すのが常。

ところが便Pにとっては、これが感じたこともない痛みになる。突然襲われる「お腹がギューッ」が、怖くてしょうがないんですよね。

ある意味、便Pには仕方ないことかも。普段、便意がないのにトイレに行って「うーん、出ないなぁ。コロコロのがちょっと出ただけか……」ってスタイルで生きているんですから。「便Pは便意のサインがお嫌」っていうのは、むしろ普通だと思います。

でもね、この痛みこそが便を出すための生理的な反応。繰り返しになりますが、「これナシには、うんちは出ませんよ」っていうことをまずはわかっていてほしいんです。

3－1でも語りましたが、便秘に悩んでいる人は、便P歴がそれなりに長いことがほとんどです。来院される方の典型的な症例を挙げると、こんな感じです。

「20代会社員。女性。便秘歴は中学生の頃から。お腹が張る自覚症状あり。コロコロのうんちが3日に1回、少量出ることが多い」

こういう方は便秘のなかでも軽症の部類である「便秘気味」となります。もちろん個々の症状にもよりますが、処方としては、まずは一番弱めの薬である酸化マグネシウムから試します。**酸化マグネシウムには、うんちを軟らかくしてくれる作用がある**んですね。

先述した通り、大腸の役割のひとつは「水分の吸収」。つまり、うんちを硬くする仕事を請け負っています。そこに、マグネシウムが入ると、あら不思議。大腸が水分を吸収しすぎないようにキープしてくれるんです。

うんちは水分が奪われないまま腸を進んでいけるので、あまり固まらないまま出ることができます。要は、軟らかいうんちが出るってことです。

ちなみに、かつて「便秘が治って○キロ痩せた！」などと大ブームとなった**にがりダイ**

エット。薄めて飲んだり、お茶に入れたりした方もおられるかもしれません。

豆腐を固める上でも欠かせないにがりですが、その正体は塩化マグネシウム。そう、まさに便Pさんに処方されるマグネシウム製剤の仲間なんですね。

過剰摂取すると、高マグネシウム血症を発症して脱力感や呼吸障害を引き起こすことが問題になり、今ではほとんど聞かなくなりました。マグネシウム製剤は、やはり医師の処方が最も安全で確実でしょう。

しかし、酸化マグネシウムにも限度はあります。腸の動きが低下している人が飲んでも、うんちの進みが遅いまま。結果、やっぱり滞在時間が長くなってしまい、硬くなって出ないということも、ままあります。**マグネシウムには腸を動かす作用まではないため、結局、自力で出すしかない**んです。

ただ、うんちを出しやすい形にしてくれることは確か。だから、酸化マグネシウムは便Pでも軽症者向けの薬になるというわけです。

では、症状が中程度の患者さんには、どんな手を打つか？

ここで登場するのが漢方。**防風通聖散**《ぼうふうつうしょうさん》や、さらに強力な作用を持つ**麻子仁丸**《ましにんがん》をお出しします。

症状によりますが、だいたい1日2〜3回飲んでもらうことになりますね。服薬期間は、

2週間は見てください。下痢編の2-11でも語りましたが、薬を飲むのを途中でやめないでいただきたい。これ、本当にお願いします。

特に便秘の方って、薬に即効性を求めすぎる傾向があるんですね。「即、出ないとダメ！」って思い込んでおられる。もう飲んだらバッと出るイメージをお持ちなんです。多分、「便秘薬は下剤」という先入観があるんじゃないでしょうか。

確かに、マグネシウムにせよ何にせよ、治療で使う薬は全部ひっくるめれば下剤には違いないんですが、**僕たち医者が見極めたいのは、「すぐにうんちを出す」ことではなく、「いかに一日一便の快適な状態に持っていくか**」ということ。そのためには、しかるべき方法と時間が必要なんです。

しかし、薬を処方した翌日に、「昨日飲んだけど、出ないんです」と来院される患者さんは後を絶ちません。また、2週間後に来院されても、

僕「どうでした？」

患者さん「いや、2日飲んだけど、全然、出なかったので今はもう飲んでません……」

こんなやりとりが交わされることもしばしば。

僕は思います。「いやいやいやいや！　それは違うから――――！」と。

たとえ薬をスタートした翌日にはスッキリ出なくても、2週間は飲み続ける。仮に、今

まで5日に1回しかうんちが出なかった人が、3日に1回のペースになったら、その薬はちょっとは効いているということになるじゃないですか。医者は、それを見たいわけです。だから、次の日に出なかったからという理由で「効いていない」って自己判断して薬をやめちゃうのは、それこそやめましょうって言いたいんですね。

薬を途中で放棄しちゃうパターンは、もうひとつ。「便秘度が強」で、かつ「怖がり屋さん」の場合です。

便秘度強、つまり「まったく出ない」患者さんの苦しみは壮絶ですから、「もう、なんとかしてほしいんです」って感じで来られます。そうすると、こちらも「じゃあ、強めのほうがいいかな」となって、先ほど挙げた麻子仁丸を、症状に合わせて処方することを検討します。

ただ、初診ではどれくらい効くのかわかりませんので、取りあえず1日3回・3袋ほどを2週間分お出しして、薬を飲み切ったタイミングでの再診をお願いする。でも、2週間後に来院された患者さんは浮かない顔で、「全然、便が出てない」とおっしゃるんです。

麻子仁丸はけっこう強い漢方薬。「あれ？　飲んでも出なかったですか？」と尋ねると、かなりの確率でこう返されますね。

「アレ飲んだら、次の日、すごくお腹痛くなって下痢になったので、もう怖くなってやめました。今、便秘です」

こちらとしては、「え!?　それじゃ当たり前だよ〜！　いや、むしろめちゃくちゃ効いてるよ〜！」になります。

便Pの皆さん、ここで学んでほしいんです。あなた方は、すっごくたまってるんですよ！　1週間に1回しか出ないとなると、すごく硬いうんちがゴロゴロたまっている。だからこそ、先ほど申したような薬を使う。便を軟らかくし、腸の動きをよくする作用があるからです。

でも、どちらの作用も強烈なんですね。薬が効いてくると、たまってるモノを無理矢理、ガーッと押し出そうとするわけです。最初は、たまってるモノを出すので、よりツラいんですよ。ワーッて頑張って出してくれようとするんで、痛いんですね。

もし、うんちがたまっていなければ、お腹がギューッてなって下痢して終わりですから、普通はそこまで強い痛みじゃないです。でも、**たまっているのを出すから、便秘薬の飲み始めは一番キツい**はずなんです。

便Pの人は冒頭で申し上げたように、もともと便意を感じにくいから便秘になっているんですが、もっと言えば、「便意を感じるのが、もう嫌」なんですね。

でもね、薬を飲み始めた時は、このハードルを越えてほしい。最初はたまりにたまったものを出すから、つらくて痛いんだけど、ここを越えましょう。医者を信じて毎日飲んでいたら、きっとうんちは出ていくから。**ちゃんとリズムが整えば、そこまで痛くなくなりますから**。ここは本当に頑張り時です。

この難所を乗り越えられたら、次の受診時には、こんな感じになるでしょう。

「1日3回飲んでいて、すごくうんちが出るようになったんですけど、逆に毎日2〜3回下痢してます」と。

こちらとしては「しめしめ」です。「よかった、出ましたね！　薬が効いているってことですが、効きすぎのようなので、1日1回に減らしましょうか」といった提案ができる。さらに次の受診時に、「1日1回」の服薬が適切かどうかのジャッジをしていくわけです。

もちろん、医者側は「服用後の未来予想図と注意事項」で、お腹が痛くなる可能性を事前に説明しています。しかし、便Pのなかには、初めて感じる強い腹痛にびっくりしてしまい、心身共に「折れて」しまって症状改善まで行き着けない人もけっこういます。**弱めの薬からスタートするのか、思い切って強めの薬からスタートするのかは、患者さんのご希望次第**とも言えます。

便秘薬は全部で20種類ほど。再診の際、便の様子を伺い、薬の量を増減させながら、微妙に調整していきます。

例えば、下痢になりすぎてるねって時は薬の量を減らす。あるいは、その薬だと一向に出る気配がない場合は他の薬を追加してみたり、もしくは別のものに変えたりといった作戦を立てて、快癒まで持っていく。これを患者さんとの問診を通して決めていきます。

薬をいろいろ組み合わせながら処方し、「2週間、頑張ってお試しください」とお伝えして、患者さんを送り出す。また2週間後の再診で、「どうでした？」と成果を伺うことを繰り返しながら、その都度、症状に最適な薬を選んでいくんですね。

この時にぜひ、1-8でお伝えした**ウンコー日誌を持ってきていただきたい**んです。便秘症状は患者さんの主観で判断されがち。「う～ん、いいような気もするけど、でもダメな時もあるし……」というようなあいまいさを避けるためにも、ウンコー日誌は必要です。

下痢ラーでも便Pでも、すでに治療中の人は当然のこと、今、医者に行くかどうかを悩んでいる人も、今日からこのウンコー日誌をつけましょう。

「この日は出なかった」「この日はウサギのフン」って具合に、調子が悪い日だけ書くのでもOKです。たった一言でも、○日の何時くらいに、どのくらいの量が出たかがある程度把握できます。

もちろん、詳しくつければそれだけ、服用のビフォーアフターが一目瞭然。「お通じが7日に1回だったのに、4日に1回になっている！」といった数字が目に飛び込んでくる。

もし、服用前のウンコー状況がはっきりしないのであれば、1回、薬をやめて2週間過ごす。その間、どのくらい便が出ないかを観察し、再び薬を再開して2週間。そうやってデータを確認していくのもひとつの方法です。日々の痛みのレベルとお通じ回数をパッと見るだけで状態が掴めるはずです。

患者さんにとっては「痛い」「出ない」といった不快な経験を記録することもあるわけですから、正直、よくなっている実感は持ちづらいかもしれません。

しかし、数字を見れば、今の薬が効いているかどうかを読み取ることができます。**むしろ症状が快方に向かっているのか判断がつかない方ほど、次の受診時にこういった客観的なデータを用意して医者に見せてください**。より治療の成功率が上がります。

ご参考までに、１６８ページに便秘薬の代表的なお薬を載せておきます。

どんな病気も、ご自分で納得して頑張ろう！　って思える方ほど、治療効果は現れるもの。下痢ラーも便Pも同じです。朝を迎えるのが楽しくなる日は必ず来ます。

さあ、僕たち医者と共に頑張って治していきましょう。

3-9

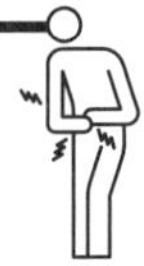

便秘と下痢　行ったり来たりのすれ違い

お腹のお悩みに「便秘と下痢のハイブリッドタイプ」というのがあります。

要は、両方を行ったり来たりしている状態ですね。食事でお腹を下したり、逆にうんちが出なくなるケースが多く、体調に問題がない時は、下痢でも便秘でもないのが特徴です。

治療のステップとしては、真っ先に**生活習慣の改善**が挙げられます。

下痢ラーさんなら、脂質タップリの料理や下痢性のアレルギーを引き起こす食材を控えてみる。便Pさんならば、野菜より脂の乗った肉や魚をチョイスし、なるべく3食バランスよくとり、うんちのサインをキャッチしたらトイレに直行——などなど、日々コツコツご自分でできることをやっていくイメージですね。

それでもなかなか改善されずブルーになるならば、医者に頼るのも大いに賛成。僕のようなお腹の専門家に症状を吐露するだけでも、今後の道筋が整理されていきます。

処方薬としては、**ラックビー**という腸の環境をよくする整腸剤や、早すぎる腸の動きを遅くしてリズムを整える**トランコロン**（2023年春、ジェネリックに移行）がよく使われます。

受診の際は、下痢ラーや便Pと同じく、ウンコー日誌をお持ちくださいね。問題解決までの有効な手段になります。

ハイブリッドタイプの患者さんは〝純正下痢ラー〟や〝純正便P〟以上に、ご自分の状態を漠然としか捉えていないことがありますから、医者としては判断がよけいに難しい。それこそ、ただボンヤリと「下痢の時もあれば、便秘の時もある」と感じていて、「なんかお腹に自信がない」という結論になっていることが多いんです。

よって、まずはご自分の傾向を正しく把握する必要があります。

実際のところ、ハイブリッドタイプであったとしても、下痢が50で便秘が50ということはないんですね。人間、そんなにキレイに分かれないです。

例えばウンコー日誌をつけてもらうと、先週の月曜から週末日曜にかけて、「便秘・便秘・便秘・下痢・普通・普通・便秘」といった具合になっているはず。医者としては、「下痢と便秘、実際はどちらが優勢なんだ？」というのが知りたいんですよ。

けれども、診察室で「便秘と下痢を繰り返しているんです」としか情報を与えていただけないとなると、対処がすごく難しくなります。

実際、イメージと事実は違うということもたくさんあります。

「1週間のうち、便が出る時はゆるくてゆるくて。1日、2日出ないこともあるけれど、またゆるくなって……」とおっしゃる患者さんが、その状態をご自分で「便秘と下痢を繰り返している」と訴えられるケースはよくあります。

しかし僕に言わせれば、これ、ほとんど下痢です。

このように、個々人の主観によって医者への症状の伝え方が変わってしまうため、ウンコー日誌のような客観的な表があると非常にありがたい。「この方は、〝便秘と下痢を繰り返す〟とは言っても、ほぼ便秘で困ってるんだな」「ああ、下痢がつらいのか」ということがはっきりするんですね。

「自分は7：3の割合で便秘が優勢なのか」がわかれば、7の便秘のほうをどうにかしたくないですか？

大前提として、**どちらの症状がどれくらい重いかを医者が診断することが、快復に導くスタート**になります。それがないと、いい治療が導き出せないから。

患者さんが下痢型なのか、便秘型なのかによって、片方の治療を優先させるんですね。下痢型であれば、下痢の治療を優先させつつも、便秘にならないように気を配ります。そういう人は便秘にもまた、なりやすいわけですから、そうならないように、弱めの薬を処方するなどの調節をしていきたいんです。ちょうどいい塩梅《あんばい》になるようにね。

もし患者さんが「便秘よりも下痢の時のほうがつらいです」とおっしゃるならば、例えば、下痢編で登場した薬・イリボーを軽めに出して、「下痢の時はこれを飲んでくださいね。ただし、効きすぎると便秘になるから、服用は充分お気をつけて」というようにお願いし、臨機応変にやっていきます。

ウンコ日誌は、できれば1ヶ月分は拝見したいです。病院に行く時間が取れない方でも、つけて損なことは何ひとつありません。ハイブリッドタイプにも、どんな時に下痢して、どんな時に便秘になるのか、必ず傾向があるはず。ぜひ〝我が身の法則〟をちゃんと見つけ出してください。

うんちもデータも、大切な自分の体から出てくるもの。快適な生活へのヒントがいっぱい詰まっていますよ。

便秘を撃退!!
処方薬と市販薬の
一覧表

処方薬

酸化マグネシウム、パントシン、

ラキソベロン、アミティーザ、

リンゼス、グーフィス、

モビコール、センノシド、

アローゼン、麻《ま》子《し》仁《にん》丸《がん》、

防《ぼう》風《ふう》通《つう》聖《しよう》散《さん》、通《つう》導《どう》散《さん》など

市販薬

酸化マグネシウム、コーラック、

スルーラックS、オイルデル、

ビオフェルミン酸化マグネシウム便秘薬など

第4章
とっておきの「名医」の見つけ方

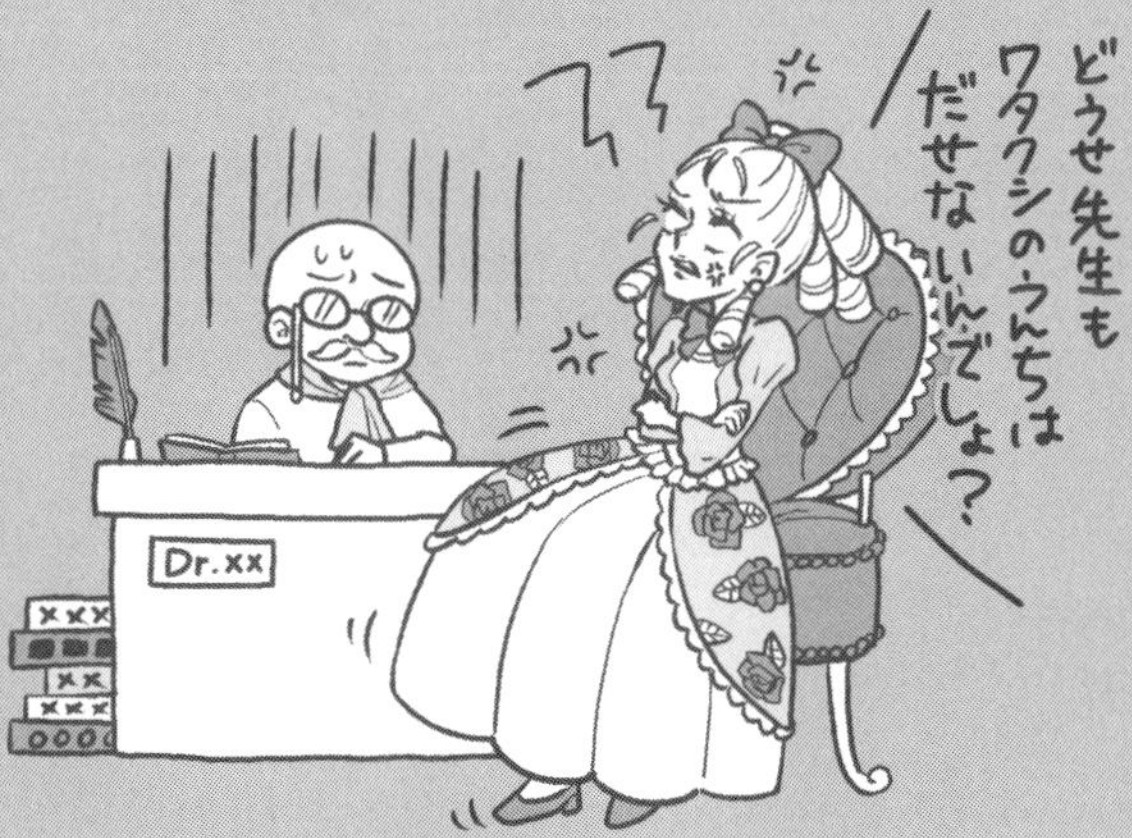

4-1

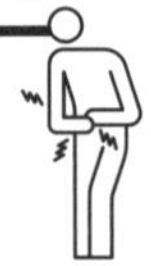

「患者の目を見て話すドクター」にハズレなし

僕たちには**自己治癒力**という機能があります。

不調も、できれば自分自身の力で治したいですよね。病院に行くのも、薬を飲むのも、メンドーこの上ないですから。

でも人間、生きてりゃ医療に頼らざるを得ないこともあるってもんです。そんな時の医者選び。これが意外と難しいと思いませんか？　特にうんちの悩みは、誰にも打ち明けられずに悶々《もんもん》としがちです。

せっかく勇気を振り絞って病院に行くからには、なるべくいいドクターに巡り会いたいもの。この章では、「**こんな医者なら間違いない！**」と僕が思うポイントをお届けしましょう。

同業者として名医の筆頭に挙げたいのが、「ちゃんと患者さんの目を見て話してくれるドクター」です。

治療では、患者さんとコミュニケーションを取ることが、すごく大事なんです。

患者さんは治りたい一心で来られますが、医者も患者さんに治ってほしい一心なんです。

そうなると、おのずと患者さんの目を見て話を聞き出そうとします。

どんな症状を抱えているのか？　今、一番つらいことは何か？　どう治療していけば調子が上向くのか？　診察には、そういった情報が不可欠なんですね。

これまで、様々な角度から問診の大切さを語ってきましたが、いかなる病であろうと、根治には患者さんと医者の意思疎通が欠かせません。

目を見て話すということは、今、向き合っている人と「対話」する気持ちがあるということ。そう考えると「**カルテばっかり見て、こっちを全然見てくれない**」**なんていう医者は論外**です。患者さんがないがしろにされているような気持ちになるのも致しかたないことでしょう。

もしかしたら、これが患者さんの「医者への不満ランキング」の堂々1位かもしれません。実際、僕のクリニックに来院された方から、そんな愚痴《ぐち》を伺うこともシバシバです。今は電子カルテの時代。診察中、医者の手はキーボードで、目はパソコンにいったままという状況も珍しいものではないでしょう。

でも、患者さんからすると、目を見て話してほしいはず。ほとんど「目を見ない」ということは、イコール、患者さんじゃない方向を見ているということですから。

これは、患者さんからすると、相当不安になるのではないでしょうか。「大丈夫かな、このお医者さん……私の病気を治してくれる気があるのかな？」って。

僕自身、コミュニケーションを取ろうとしない人からは、深い情報や有益なアドバイスは得られないと思っています。

「病は気から」という言葉の通り、「ヨシ！　この先生のもとで頑張ろう」と患者さんが思えるかが重要なんですね。

医者に対して「この人は私の病ときちんと向き合おうとしてくれている」と感じたならば、それが快復への力強い一歩となるでしょう。

限られた診療時間のなかで、最大限のパフォーマンスを発揮しようと努めている医者は、患者さんの目を見て話していると僕は信じています。

4-2

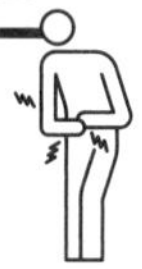

医者の熱意を推し量る「次回の約束」

「患者さんを治したい」

医者たるもの、誰しもが持っていなければならない思いでしょう。

できることならば、そうした意欲が感じられる先生に診てもらいたいですよね。

実は、医者の熱意を推し量れる言葉があります。

「**では、次は○月×日頃にいらしてください**」

このように、次回の受診日を告げてくれる医者は、いいドクターだと思います。

皆さんは医者から「取りあえず、こちらで様子を見てください」と言われて受診終了と

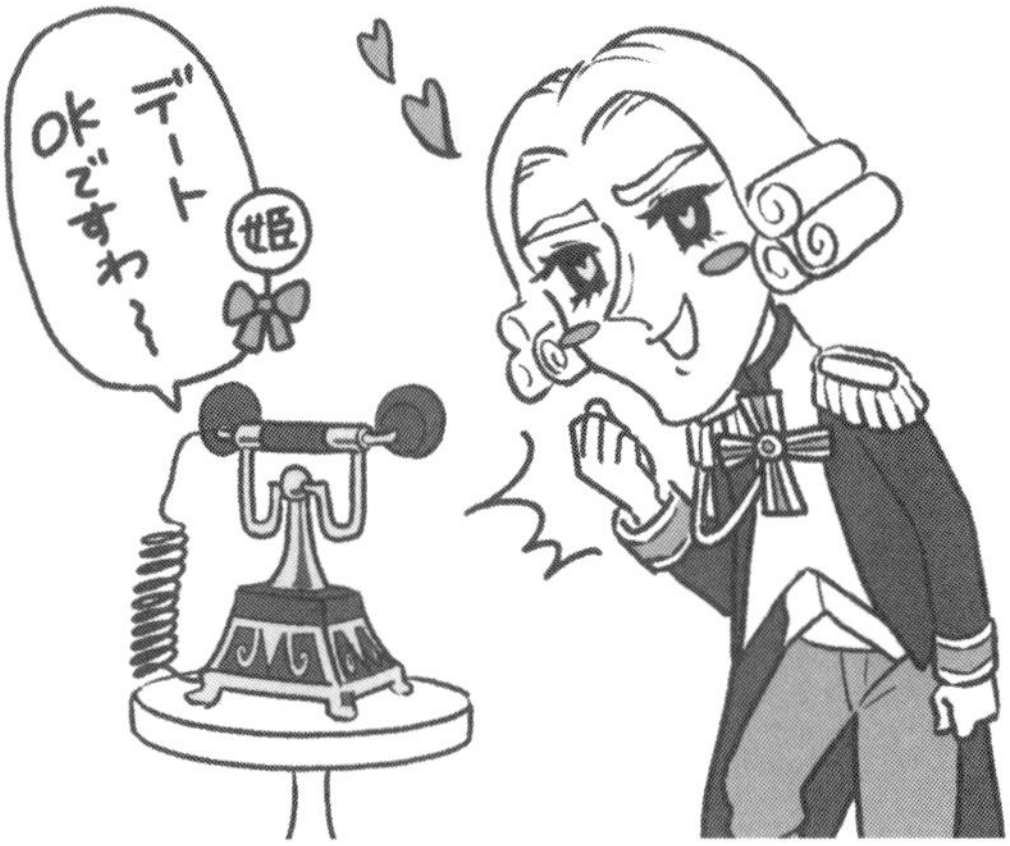

なった経験がないでしょうか。

本当に様子見でOKなケースは別ですが、お腹の悩み、特に過敏性腸症候群のような病は、なかなかそうはいかない。様子を見た結果、「どうしたらいいんだ?」ってだいたい皆さん途方に暮れてしまうんですけど、言えないですよね、そんなこと……。

お腹のトラブルは、1、2回の診察で完治するほど簡単な病気ではないことが多いんです。つまり、長期戦になる可能性が高い。過敏性腸症候群でも、薬を飲むくらいひどい人は、服用を継続することで症状をしっかり抑えていく必要があるんですね。それには、ある程度の期間の通院が必要になります。基本的には状況に応じて、いろいろ薬を試しながら治療していきたいんです。

僕の場合ですと、これまでお伝えしてきたように、初診時には、次回の来院を2週間後に指定することが多いです。新しい薬の効果を見るには1週間後では短すぎ、1ヶ月後だと長すぎるから。「薬は2週間続けることに意味がある」のです。

なぜ1ヶ月後だと長すぎるかというと、患者さんにとってデメリットが出てくることもありうるからです。

例えば、次回診療を1ヶ月後にした場合、「便秘には効いているんですが、1ヶ月間ずーっと下痢でした」となっていたとしたら、患者さんが可哀想すぎます。

このように効きすぎも困るし、反対に1ヶ月飲んだのに、まったく効いていないのも気の毒すぎる。そうならないように、もう少し早く具合を知って、次どうするかを決めたいんですよ。

だから僕は、可能な限り、次回の受診予約を2週間後にしています。10日後でも支障ありませんが、基本的には曜日が決まっていたほうが、患者さんも予定が組みやすく、何かと都合がいいのではないかと思いまして。

仮に「第1・第3月曜日の午前中は病院」と決まれば、生活にリズムが生まれますよね。**「便はリズム」であり、「薬を飲む→結果を医者に伝えに来る」という治療の過程もまた、大事なリズム。**患者さんと医者が共に生み出すリズムも、快癒のためには欠かせません。

下痢にも便秘にも様々な薬があり、各人の病態によってその都度、効果を見極めながら処方していきます。

裏を返せば、「全員に効く」あるいは「これさえ飲めば、みーんな完治」という薬は、なかなかない。治すには医学的なコツがどうしても必要です。

症例数を積んでいる医者には、自然とそのコツが身についているもの。過敏性腸症候群であれば、この病の治療に力を入れている医者が当然、いいわけです。

もし「**こんなのは精神的なモンですよ」、あるいは「気にしないように」で済ませている医者がいるならば、その先生はもう、あなたの病には興味がない。「私が治す！」という意識がない**のかもしれません。

患者さんはつらいのをなんとかしたいから来ている。それならば「取りあえず、この薬を飲んで様子見てね」で終わりにする医者よりも、「これ飲んで、次回は2週間後に見せてください」と言ってくれる医者のほうが安心しませんか。

たった1回の診察ではとうてい終わらない病なのはわかっているのですから、「次回の約束」を取り付けてくれる医者は、その後も自分で診る意思があるということになるんですね。

「今度は○日に来てください」とお願いする医者は、処方した薬を患者さんが正しく服用した結果、どうなったかを知りたいのです。前回の治療が正解だったのか、不正解なのか。言葉は適切ではないかもしれませんが、要は〝答え合わせ〟をしたいんです。

そうしているうちに「9割の人にはこの薬が効いたけど、このパターンには効かない」というようなデータがどんどん蓄積されていきます。経験を積むたびに、医者としてのレベルも上がっていくんですね。

過敏性腸症候群のように、神経的な要因で誘発される症状は特にそうなんですが、残念ながら万能薬はありません。

しかし、どこの病院に行っても「たくさんの人たちに効いている」との理由で最初に処方されやすい薬は、あることはあります。

そして、2回目の受診時に、患者さんが「なんか全然効かなかったです」と伝えた場合。きちんと話を聞いて、次の治療方法を提案してくれるドクターと、「これで効かないのはおかしい」と首を傾《かし》げるドクター、おそらく二通りに分かれるでしょう。

確かに、100人中80人に効果アリという臨床結果が出ている薬を服用すれば、症状が改善される確率は高いです。でも、すべての人に間違いなく効くわけではない。

効かないのは患者さんのせいではありません。「普通はこれで効くんですけどね」程度の反応で、他の治療も提案されずに診察終了となったら、いつまでたっても病気は治らないでしょう。

「人それぞれ体は違う」のを理解した上で、次の策を伝えてくれる医者は、次回の診察日もちゃんと決めてくれるはず。

ぜひ、そんなドクターに診てもらいましょうね。

4-3

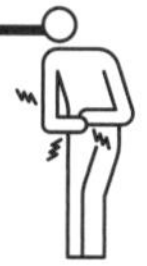

「シンプルな言葉でゆっくり話す医者」は花マル

僕は、特に重大な疾患や異変がない患者さんであれば、すべてを伝えなくてもいいと考えています。

なぜならば、一度に難解なことをいろいろ言われても、人はなかなか理解が追いつかないから。

仮に、経済学とか最先端の人工知能（AI）の話を専門家から一方的にガーッとまくし立てられたら、門外漢の僕はちんぷんかんぷんになることでしょう。

けれども、医者のなかには、目の前の患者さんにすべてを伝えようとする先生もけっこうおられるんですよね。

　もちろんそれは、患者さんに対する熱意や責任感の表れでもあるんでしょうけど……そういう方に限って、限られた診療時間のなかでパーフェクトに説明しようとするあまり、早口になりがち。**時間に追われる僕たち医者にとって、早口は職業病みたいなもの**ですから。


　例えば、ドクターからレントゲン画像を見せられながら、

「胃の検査の結果です。この部分が食道、ここが胃。これが十二指腸。特に目立った隆起性病変なし、粘膜不整なし。びらん、潰瘍《かいよう》も認められず、すべてまったく問題ありません。それではまた1年後に来てください」

と早口で一気に告げられたら、「え？　え？　何のこと？？？」ってなりませんか？

　患者さんは、提示された画像とドクターの口から飛び出す単語を結びつけるのに精いっぱいで、「ああ、わかりました」とならざるを得ない。そんな早口で言われた後に、しかもまもなく「ハイ、次の人！」という声がかかりそうな雰囲気のなかで、「先生、胃の画像をもう1回、見せてください」なんてことは、なかなか言えないでしょう。

　でも、その医者は、すでに患者さんには異常がないことを伝えているのだから、これ以上の説明は不要と認識している。

万が一、気になる病変などがあったら医者たるもの、さすがにもっと詳しく説明するでしょうが、「異常なし」あるいは「大したことなし」の場合は「大丈夫です」の一言で済ませることがほとんど。

たとえ検査で異常がなかったにせよ、その説明自体が飲み込めなくて、**もっと詳しく話を聞きたい患者さんと、特に心配ないことを伝えたつもりになっている医者との間で、気持ちがすれ違ってしまう**わけです。

僕たち医者からしてみたら、〝患者さんを安心させるために「大丈夫」とお伝えしたんだから、それで万事解決〟と思い込みやすい。

でも、やはり「大丈夫」という言葉と同じように、伝え方も大事なのではないでしょうか。

医者がゆっくり話すだけで、患者さんの受ける印象は全然違ってきます。当然、安心感もアップする。

同じ「異常なし」の検査結果でも、

「これが胃の検査の画像です。これが食道で、ここが胃で、この部分が十二指腸です。すべてまったく問題ありません。それでは、また1年後に来てください」

と、落ち着いた口調で伝えてもらったら、「ああ、大丈夫なんだ。よかった」ってホッとしませんか？

少なくとも、先ほど例に挙げたドクターのように「隆起性病変」だの「粘膜不整」だのといった聞き慣れない専門用語を早口でまくし立てられた挙げ句、「問題ありません」と言われるより、ずっと安心できるでしょう。

そこを理解しているドクターは、**一番大事だと思われること――この場合は、「どこにも異常がないこと」**、**ただ1点に絞って患者さんにゆっくりと語りかける**はずです。

「じゃあ、石黒先生は意識してゆっくり話すんですね？」と言われれば、ハイ、僕自身、話すテンポはかなり遅めです。

「意識してやっておるのだ、ドヤッ！」と言いたいところですが、どうやら生まれつきです（笑）。

普段からあえてゆっくり喋っているつもりはないんですが、どうもスローテンポのようで……。

でも、結果的には、この喋り方でよかったかもしれません。もちろん、早口で話せ！と言われたら頑張りますけど、多分疲れちゃうと思うんですよね。

下痢ラーとして生まれついたのはアレですが、スローな話し方に生まれついたのは、医者となった今では幸運だったのかもしれません。

さて結論です。「どうやったら、患者さんにすんなり伝わるだろうか?」を考えている先生は「ゆっくり話してくれる」。

だから、普段はそうでもないのに、患者さんに向かう時だけは意識的にテンポを落として語りかけているドクターを見ると、いい先生だなぁと思います。

4-4

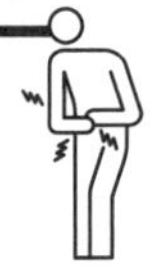

専門用語でなく「日常の言葉」で伝えてくれるか

患者さんは、体のどこかしらに不調を抱えて病院に来られる。当然、１００％の状態ではありません。心にも何らかの不安を抱えながら、たいていの場合、長い待ち時間を過ごしておられます。

そして、いよいよ診察室へと入るわけですが、もうこの時点で、医者と対等な関係と言い切れる人のほうが少ないはず。特に、検査結果を聞きに来られた時なんてドキドキものでしょうから、医者の言葉は「聴けども聞こえず」。こんな状況に陥っておられる方も珍しくありません。

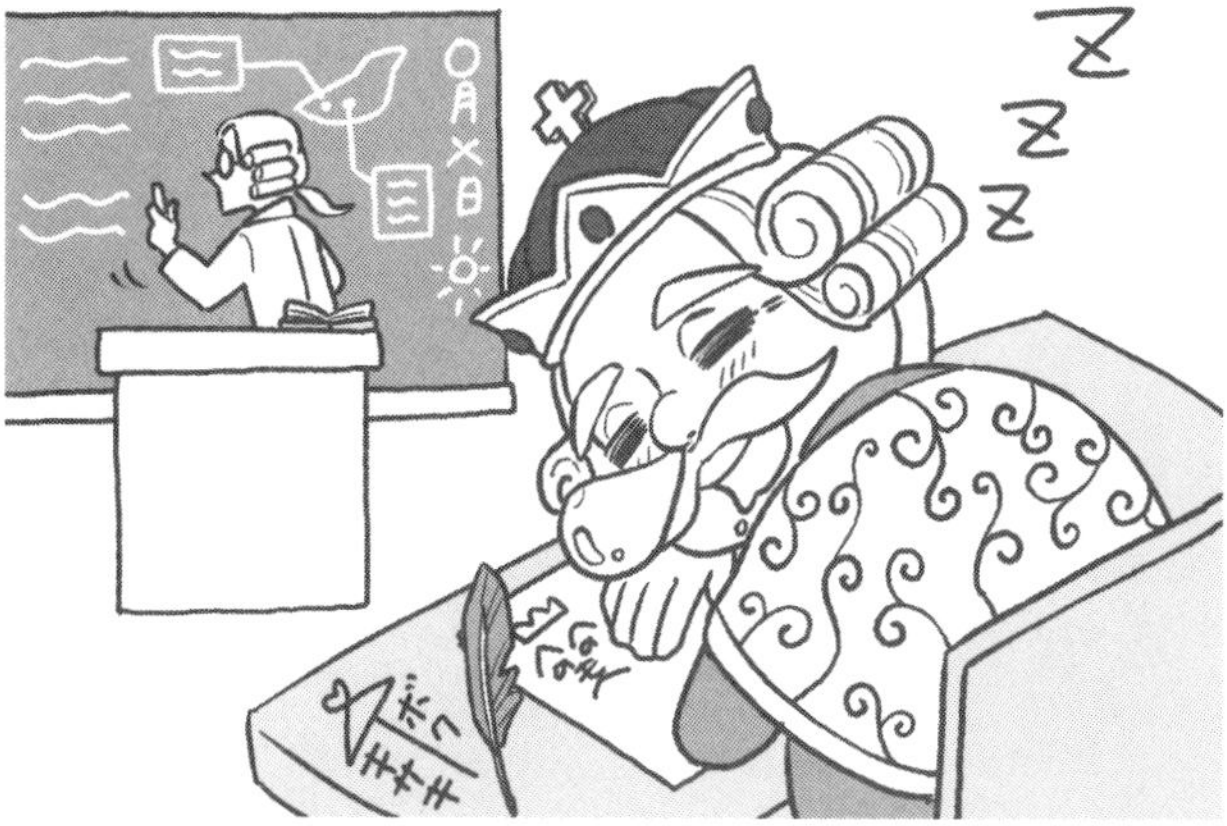

ただでさえ不安でいっぱいの患者さんを前にして、医者が難解な専門用語や医療用語を駆使して説明し始めたらどうなるでしょうか。恐らく、わかったような、わからないようなで診察が終わり、病院を出た後くらいに「やっぱり、さっぱりわからん！」になるんじゃないかなと想像します。これでは、よい医療とは言えませんよね。

医者の打ち明け話になりますが、**病状の説明は専門用語が入った難しい内容になりやすいんです**。立場上、こちらはすべて理解してお伝えしていますから、早口になりがち。さらに、前項でも触れた通り、患者さんが溢れて時間に追われていると、なるべく早くお伝えして診療を短く切り上げたいという心理になるんです。つまり、自分本位の説明になってしまう。

でも、患者さんにしてみれば、「先生の説明は全然わかりません」とは言いづらいものがある。そのまま、ハイハイと聞かざるを得ないケースも多いでしょう。

そんな患者さんの実情に思いを馳せ、**最初から医療用語や専門用語をなるべく使わず、わかりやすい説明を心がけてくれるドクターは名医**と断言できます。

僕は、学生時代に家庭教師と塾講師のバイトを山ほどやるなかで、身につけたことがあります。「わかりましたか？」と聞いた時のその子の返事で、本当に理解できたのか、理解できていないのに取りあえずわかったと言っているのかが、瞬時に読み取れるようになったんです。

芯から腑《ふ》に落ちた時の「わかった」はやっぱり力強いし、返事も早い。「あ！　わかりました!!」になるんですよ。一方で、元気がないトーンで「ああ、わかりました……」となると、１００％は理解していない、何か疑問があるという返事なんですね。本人もホントにわかったのか自信がないから、目を逸《そ》らしたりします。だから、「ホントにわかってい る？」と重ねて聞くと「うーん」となるのは、どの生徒さんも、ほぼ例外なく共通していました。

これは子どもたちに限らず、多くの方に当てはまると思います。本当に理解した場合は返事も早いし、力強いです。一方で、理解が不充分だと、この逆の応答になります。返事の強弱や早さだけではなく、こちらが説明する時の反応や表情にも理解度はにじむものです。

日々、できるだけわかりやすくお話しするのを心がけてはいますが、僕の説明が至らず、ピンときていない様子の患者さんには、なるべく「何かご不明な点はありませんか?」ともう1回お聞きするようにしています。疑問点はその場で解消してほしいからです。

何より大事なのは、普段使っているような日常的な言葉でお伝えすること。患者さんがご自分の病状を正しく把握し、その対処法まで理解して、初めて治療がスムーズに回り出すからです。

診察室は病気や症状に対する患者さんと医者との〝作戦会議〟の場でもあります。戦略をよく理解していなければ戦《いくさ》上手にはなれません。

診察室での説明も治療のうち。

症状を伝える言葉のひとつひとつがスッと入ってくる医者を選んだほうが、ストレスも減って、病と戦うエネルギーが湧いてくるのではないでしょうか。

4-5

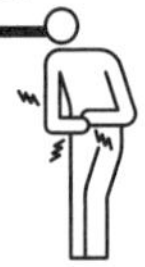

名医は説明も患者さんファースト

世の中にはいろんな方がおられます。

性別、年齢、職業、性格、今置かれている立場……。それこそ、「みんなちがって、みんないい」（by金子みすゞ）です。

腸だってそう。みんな、それぞれに形も様子も違います。ひとりひとり症状も、抱えているお悩みも違うのをわかった上で、治療にあたってくれるドクターだと信頼度が増しますよね。

例えば、患者さんによって説明の仕方を合わせられる先生は、やっぱり名医だと思います。

先ほど、僕の喋り方はゆっくりだとお伝えしましたが、患者さんのなかには、それだと嫌な人もいるんですよ。

特に、医学的な知識をお持ちの患者さんは、僕のように平易な言葉でゆったり説明する医者に当たると、逆にまだるっこしくてイライラしちゃうみたいで。

こちらが医療用語をあえて使わずに、易《やさ》しい表現で説明していると、医療の専門用語を織り交ぜながら「つまり、こういうことですね？」と念押しなさったり。しかも、まさかの早口で（笑）。

過去、あるいは現在、医療関係に従事しておられる患者さんはすぐにわかりますね。例えば一般の患者さんならば「胃の薬」といった言い方をされるところ、ほぼ医療者しか知らない薬の略称をポロッとおっしゃったりしますから。

「この方は素人《しろうと》さんではない」となれば、こちらも玄人《くろうと》寄りの説明にシフトチェンジ。そのほうが、その患者さんにとってはスムーズに理解できるからです。いわば、**患者さんに合わせて説明する〝カメレオンドクター〟**ってことになりますかね？（あまりイケてないか……（笑））

医者も伝え方が大事。どう説明したら患者さんに的確に理解してもらえるか、腐心するのは当然です。

前項で僕の家庭教師と塾講師の経験をお話ししましたが、「先生」が付く職業は、自分の言いたいことだけ言っているようではダメなんですね。そこはホントに学ばせてもらいました。

様々な習熟度の生徒さんたちを指導するなかで、1対1で向き合う家庭教師の仕事は、当然ながら、教え子によって指導法も変えていかざるを得なかった。そうしないと成績が上がらないから。教え方ひとつとっても、ゆっくりのほうが伝わる子、スピーディーなほうが理解が早い子——いろいろでした。

なかには、よく勉強している、すごく優秀な子もいましたね。習熟度が高ければ、家庭教師といえども、生徒さんとの関係はほぼ対等。スピードを持って教えていったほうが断然、いい結果を生みました。

おそらく、医者が専門用語も交えつつ早口で説明したことを理解してもらえるのは、医療に携わった経験のある患者さんぐらいでしょう。そういう方に対しては、僕もプロ仕様の伝え方で、話すテンポもアップしていると思います（とは言っても、スローな通常運転よりは……でしょうが（笑））。

でも、ほとんどの患者さんは、病気のことを勉強してきた方ではありません。それぞれの理解度や知識に合わせて説明を変化させるのは、とても重要です。

みんな誰しも健康でいたいもの。ちょっとでも具合が悪いと、気持ちが塞ぎます。気になる症状が「大丈夫か、大丈夫ではないか」は本当に知りたいことだと思うし、できれば「大丈夫」であってほしいところでしょう。

だからこそ、医者の言葉って重いんですよね。**信頼できる医者からの「大丈夫」は、不安でいっぱいだったメンタルの安定に一役買う**ことになるでしょう。

主治医は大事です。たとえ病んだとしても、ちゃんと症状がわかるように説明してくれて、どう対処していくのがベストか親身にアドバイスをしてくれる医者ならば、その先生はあなたの「精神安定剤」とも呼べる存在になってくれるはずです。

僕も、そういう医者であることができるように、これまで以上に日々、患者さんと真剣に向き合っていこうと、今、ふんどしを締め直したところです。

4-6

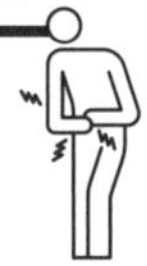

アナログもデジタルも「仕事キッチリ」

近年のＡＩの技術発展には目覚ましいものがありますよね。

医療分野で言えば、スマートフォンなどの情報通信機器を介して遠隔診療もできるようになりました。ＡＩによる画像解析や手術の助手を務めるロボットというのも、近い将来、普通のことになっているかもしれません。

こういった驚くべき技術の進歩は、医療業界の慢性的な人手不足の解消や長時間労働の抑制にも効果を期待されていますが、一方で、懸念もなきにしもあらず。ＡＩが画像解析や手術までやってくれるとなると、僕たち医者は失業。もしくは、医者がＡＩにこき使わ

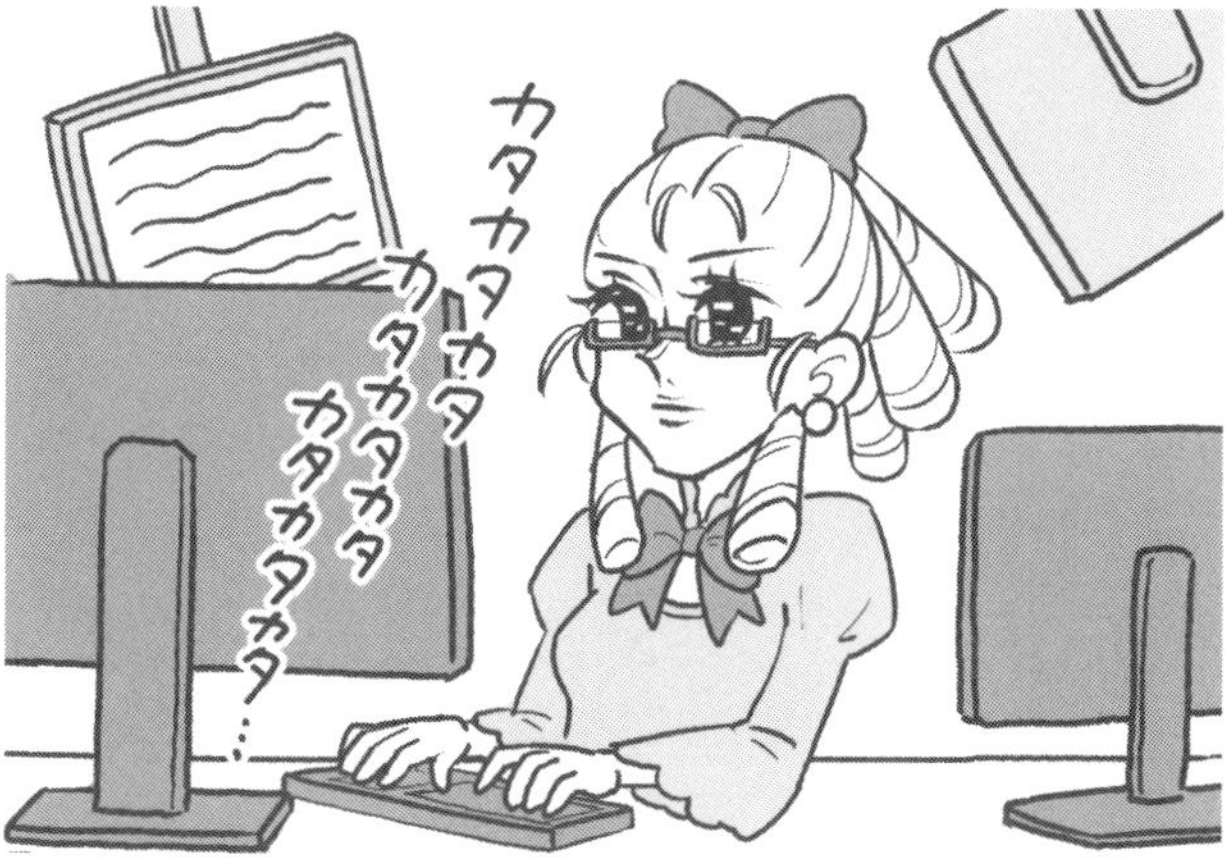

れるという、まるでSF映画のような未来がすぐそこまで来ているのではないか……!?と。

しかし僕個人は、**たとえAI診療が発展してもなお、人は、人を求める**のではないかと思っています。最終的な病状診断であるとか、患者さんに最善な治療方針を説明するとか、さらには、お気持ちに寄り添うというようなことは人間のほうに軍配が上がるのではないでしょうか。

「人を治す」限り、どうしても手のぬくもりは必要とされるはずだと信じたい。昔から「**医は仁術**《じんじゅつ》」とも言いますからね。

昔のお医者さんのイメージは、やはり聴診器ですよね。レントゲンをはじめとする医療機器が充分に発達していなかった昭和の頃までは、患者さんを診る手段としては聴診器が一番だったんですよね。ほかには、顔色や舌を診たり、お腹を触診したり。ビタミンB_1不足が原因で発症する脚気《かつけ》の診断のために、膝《ひざ》をハンマーで軽く叩いていたのを記憶されている方もおられるかもしれません。

町医者ではすぐに詳しい検査ができなかったため、医者自身の耳と目と手を駆使しながら診断していたんですね。でも、今は幸いなことに、どの医療機関でも採血ができたり、レントゲンが撮れたり。ちょっと大きなクリニックではCTやMRIでがんの発見等もできるという時代になりました。

4－1でお話しした「患者を見ないで、カルテやパソコン画面ばかり見ている」医者は、もしかすると現代医学で育ってきたドクターなのかもしれません。

確かに、様々な医療機器で検査をするほうが早いですし、正確な情報がパッと摑めます。患者さんに直接触れたり、症状を観察することよりも、デジタルに頼るほうを優先する医者もいるでしょう。

しかし、僕は**アナログとデジタル**、**どちらも大事**だと思っています。聴診器や触診で得られる情報と各種検査で得られる情報、そのどちらも重んじるべき価値があるからです。むしろ、どちらか片方だけというほうが、無理があるのではないでしょうか。

もし、デジタル一辺倒であったとしたら、仮に災害時、医療機器がないところで緊急治療を迫られた場合など、まさにお手上げ。**機器で検査して採血しないと判断できないようなドクターでは、聴診器しかない状態に置かれた時、何の役にも立たない**ですよね。

もちろん、アナログな治療しかできないのも考えものです。ちゃんと画像が読めたり、採血の分析ができたりするのは、医者として必須のスキルですから。

デジタルとアナログは、それぞれ欠かすことのできない医療の両輪。だから僕は「いいとこ取り」を心がけています。

クリニックに行った際は、「このお医者さんは、どちらも大切にしている先生かな?」という視点で観察してみるのも悪くないかもしれません。

僕は両方とも大事にしてくれている医者が好きです。

4-7

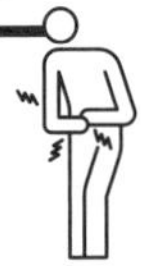

看板に偽りなし！診療科目にご注目

ご近所にあるクリニック。何気なく看板を眺めると、様々な診療科目が掲げられていたりしませんか？

「内科・皮膚科・胃腸内科・整形外科・外科・肛門外科・リハビリテーション科」など、パッと見、総合病院かと錯覚してしまう医院もありますよね。

ひとつのクリニックで、多種多様な科目を掲げている場合、何人かの先生が在籍されているケースと、先生おひとりが複数の科目を診ておられるケースが考えられます。

もちろん、どの病院を選ぶかは、それぞれの患者さんの好みでＯＫ。しかし、**せっかく**

行くのならば、科目を絞ったクリニックのほうが、僕はいいかと思います。そのほうが、専門性がある可能性大だからです。

この本はお腹がテーマです。となると、下痢や便秘などのお腹のトラブルを解決するために向かう先は、診療科目の筆頭に「消化器内科」と書かれたクリニックが適しています。

もし、先生おひとりのクリニックで、例えば、「内科・外科・皮膚科・消化器内科」と看板に書かれていたとしたら、おそらく高確率で内科のドクターになります。消化器の診療に関しては昔、ちょっとやったことがあって、〝診られなくはないけれども、専門的にやってきたのは内科〟という感じでしょうか。「外科・内科・消化器内科」ならば、その先生の専門はたいてい外科でしょう。

このように、**クリニックにドクターがひとりという場合は、一番最初に標榜《ひょうぼう》している科目が、その先生の得意診療科目であるケースがほとんど。**診療科目の表示って実はとても大事で、院長の強い気持ちが込められているものなんです。得意分野は真っ先に書きたい。僕自身も内視鏡内科をトップに掲げております。なぜなら、得意だから（笑）。

昨今、医者もスペシャリスト化が進んでいて、外科で言えば、静脈瘤《じょうみゃくりゅう》などの特殊な治療を専門にやっておられる先生も増えています。

その場合は「血管外科（下肢《かし》静脈瘤の診断治療）」というように表記されるでしょうし、間違っても「消化器内科」とは書かないでしょう。

どの診療科目を掲げるかは、クリニック開設時、責任者である院長自身が決めて、保健所に届け出ることになっています。たとえ内科が専門のドクターだったとしても、「皮膚科も勉強したから患者さんを診てあげられる！」という自信があれば、どちらの診療科目も看板に記せるわけですね。

一般的なクリニックは「家庭医」という存在でもあります。

健康上、気になることが気軽に相談できて、いざとなったら即、さらなる専門家のドクターにつなげてくれる、かかりつけ医。この存在もやはり、また欠くことができません。

最近では、「女性内科」「漢方内科」「糖尿病内科」といった具合に、先生の得意分野をバシッ！　と掲げているクリニックも目立ちます。

どこに行くべきかを迷った場合は、診療科名で目星を付けた上で、先生の専門分野を事前に問い合わせて、今抱えている症状を診てもらえるか尋ねてみるのもアリですよ。

4-8

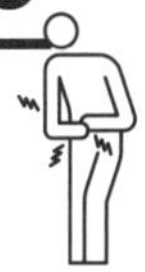

受付スタッフの好感度と「いいお医者さん」在籍率の関係

病は気の持ちようで、よくも悪くもなるもの。
「なんか、この医者、嫌だなぁ……」と「この先生、好感持てるなぁ……」とでは、後者のほうが病気に立ち向かうエネルギーがみなぎる確率は高いでしょう。特に、胃腸の病はストレスが大いに関係していたりしますから、なおのこと。医者そのものがストレスになってはいけません。

そのためには、患者さんを最優先に考えてくれるクリニックを選ぶのが重要です。

何はともあれ、「**患者第一主義**」。これは、絶対外せない条件ではないでしょうか。

4-1で「カルテばかり見て、こちらを見てくれない医者」が患者さんの「医者への不満ランキング」1位ではという話をしましたが、僕が思う2位はこちらです。ズバリ、「**話を聞かない医者**」。

1位と僅差《きんさ》ではないかというほど、よく患者さんからの愚痴を耳にしますね。具体的には、医者のほうから一方的に話を進めていくタイプがビンゴ。典型的な会話例は以下の通りです。

医者「昨日はどうでしたか？」
患者「あ、大丈夫でした」
医者「便は1日1回でしたか？」
患者「そうです」
医者「はい。じゃあ、大丈夫ですから、いつものヤツ、出しときますね」

——で、診察終了というのは「あるある」パターン。

1-4でも語ったように、僕は、医者が患者さんに「誘導質問」をしてはいけないと考えています。

例えば、診察前日は確かにいつもと変わらない便通だったけれど、2日前はコロコロしたうんちが1、2個しか出なかった患者さんがいたとします。しかも、その症状が3日に1回はあったとしたら、「薬を飲んでいるのに、どうしてまだ便秘するんだろう？」と不安になってもおかしくないでしょう。

なのに、医者から「昨日の便通は大丈夫？　便は1日1回？　じゃあ問題ないですね。いつものお薬を——」と一方的に畳みかけられたらどうでしょうか？

「あの、昨日は確かに普通のお通じだったんですけど、おとといはコロコロしたのがやっと出るような状態で。こういうことが2、3日に1回はあるんですが……」とか、気になっていることを話せないですよね。

これでは、患者さんの不満はたまる一方でしょう。

診察の最後のほうになったとしても「他に何かご質問はありますか？」とか「今、気になっていることはありませんか？」などとドクターが尋ねてくれるのならば、まだマシです。

でも、そういった一言すらないと、患者さんからすればやり切れないはず。クリニックにわざわざ足を運び、長い待ち時間をさんざん耐えたのに、「結局、気になることを聞けなかった……」ってことになりかねません。

どうにか粘って質問しようとしても、途中で医者に話を遮《さえぎ》られ、言いたいことを言われて〝ハイ診察終了。次の方どうぞ〟となることも、実際多くあるのだと思います。途中で話を遮られた患者さんにとっては、取り付く島もないドクターに映るでしょう。

そういう先生は「患者さんファースト」ではなく、「医者ファースト」なのではないでしょうか。

僕は、患者さんの満足度を一番大切にしたい。「あ〜、石黒先生のところに行ってよかった」と思ってクリニックを後にしてほしい。他ならぬ僕自身が、どんなことにも満足を感じたいタイプだからです。

せっかく時間を作ってわざわざ訪ねるのですから、「あ〜、行ってよかったな」っていう状態で帰りたいんですよ。

だから、靴屋さんであろうが、電器屋さんであろうが、「何なんだ、ここは!?」と憮《ぶ》然《ぜん》として帰路につきたくないんです。そこで何を買おうが買うまいが、同じ時間を過ごすのであれば、満足度が高いほうがより嬉しい。

クリニックも当然そうあるべきで、**患者さんの満足度をできる限りアップさせたい**んです。もっと言えば、満足度が低かったら、最も被害をこうむるのは患者さんだってことが容認できないんです。

「痛いし苦しいし、もう二度とこんな検査は受けたくない！」といったん苦手意識を持たれると、たいていの人は、たとえ別のクリニックであっても検査を受けなくなる。ずっと検査を受けなければ、病気の早期発見もできません。「やっぱり検査に行けばよかった……」と後悔するようなことには絶対になってほしくないんです。

だからこそ、僕は検査にせよ診察にせよ、少しでも苦痛や負担を減らして、患者さんの満足度を上げたい。

腕のいいドクターや信頼できるドクターを見分けるのは、相性もあるので難しいです。あなたにとって、本当の意味でいいドクターというのは、ご自身で探さなければなりません。

しかし、私見で語るならば、**受付スタッフが感じのいいクリニックは、良医が多い**と思います。

スタッフの対応を見れば、クリニックに流れている空気がわかります。あったかいのか、冷たいのか、明るいのか、暗いのか……。

「患者さんファースト」の気概と覚悟があるクリニックは、受付スタッフの対応を含めて、院長がすべてに目を光らせているものです。

申すまでもなく、病院は体のどこかしらに問題を抱え、弱っているからこそ訪れる施設。

そういう場所で、受付に立った瞬間、つっけんどんな対応をされたら悲しくなるし、「なんか嫌だな……」という気持ちはずっと抜けなくなるでしょう。

きちんと治療しようと都合をつけて来院したにもかかわらず、「やっぱり、このまま帰ろう」、あるいは「こんな医者のとこなんか二度と行くものか！」となったとしたら……悔やんでも悔やみきれない結果を生み出すかもしれないのです。

積極的に病院に行きたい人なんていません。

だからこそ、**少しでも気分が満たされるクリニックを選ぶことが大事**なんです。その満足感は、巡り巡って「頑張って治さなきゃ！」という奮起を促し、快復へとつながっていくでしょう。

4-9

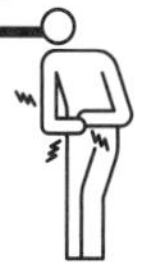

「顔出し&治療件数」は良医のバロメーター

ちょっと前のことですが、腰のヘルニアが悪化し、一時は「すわ、手術か!?」と覚悟しました。幸いなことに、整形外科の名医と巡り会ったおかげで事なきを得、今やどこから見ても意気軒昂《けんこう》。元の健康体を取り戻しております。しっかし、あれは痛かった……(泣)。

医者を生業《なりわい》としている僕が言うのもナンですが、やっぱり体の具合が悪い時には「神様・仏様・お医者様」ってなりますよね。「何はなくとも健康が一番」を改めて思い出させてもらいました。治してくれたドクターには感謝しかないです。

同時に、久々に患者さん側の気持ちを味わえたのも貴重な体験でしたね（激痛と引き換えというのが玉に瑕《きず》ですが……）。

皆さんも体調を崩した時など、「どこかに名医は落ちていないものか？」という気分になったりしませんか？　医者の僕であっても、「この症状は○○先生にお任せ」なんてリストがあったら欲しいくらいです。

しかし！　令和の僕らにはインターネットという心強い味方がいる!!

何を隠そう、僕も先ほどの整形外科の名医をネットで知りました。そうです、僕自身が検索の鬼（笑）と化して調べていったという次第。

病院選びも、今や「クリック一発、ネットでGO！」って時代になりましたね。

いや〜、便利な世の中になったものです。自宅にいながらにして、よさげな病院かどうかを判断できるようになったんですから、画期的！

ただ、何でもそうですが、ネットの医者選びにもネックはあります。数と情報が膨大すぎて、どうにもこうにもめんどくさい。何をどう選択すればいいのかわからなくなって、結局お手上げということも、なきにしもあらずです。

そこで、ここでは、どんなことを手掛かりにすれば、「ベストとは言えないまでも、ベターな選択になるのか」についてお話ししましょう。

題しまして「**ネットで医者を探すコツ**」です。

僕がクリニックのホームページで重要視しているポイントは3点。

①院長の顔写真と診療方針
②医者の経歴
③治療実績、検査件数、手術件数

この3つが明記されている病院は、いいドクターを抱えていると見ております。

順番にご説明しましょう。

まず①。やはり、少なくとも院長の顔写真ぐらいは必要だと思います。患者さんからすれば、大切な体を預ける存在。ホームページは、ネット上とは言え、患者さんと医者との最初の出会いとなる場所です。医者みずからが顔出しすることによって、患者さんの不安もいくばくかは和らぐはず。

例えば、スーパーの野菜売り場で売られているナスやキュウリの袋に、生産者の顔写真が貼られていたりしますよね。同じ買うなら「この野菜は私が作りました」などと明記してあるほうが安心しませんか。

顔写真は、ある意味、自分の仕事に自信や責任を持っているという証。

「患者さんには、ネットでの〝出会い〟の瞬間から安心感を持ってほしい」

そんな真摯《しんし》な先生は必ず、自分の顔写真を掲載していると思います。

もちろん診療方針は、もっともっと大事です。

「自分はこんな姿勢で医療と向き合っている」というメッセージを堂々と発信している医者のほうが、断然信頼できる。本当につらい時に親身になってくれる確率は高くなるでしょう。

②は、言わば医者の「履歴書」ですね。就活などで皆さんも一度は書いたことがあるかもしれません。要は、自分のことをまったく知らない方に向けての自己紹介という位置づけです。

クリニックのホームページに掲載するものですから、さすがに医者の趣味や特技や家族構成まで載せなくてもいいでしょうが（患者さんも特段、知りたくもないでしょう（笑））、せめて、どこの大学の医学部を出て、どんな修業を積んで開業に至っているのか、専門とする病気のジャンルぐらいは触れるべきだと考えます。間違いなく、患者さんには必要な情報だと思うから。

医者の経歴は、これまでどのように医療に身を捧げてきたかを端的に物語るひとつのツール。やはり、正々堂々と出しているほうが好感が持てます。

ただし、**専門医**という肩書については、皆さんのご想像とは少々違っていることもあるかもしれません。

専門医とは、外科や内科など、特定の専門学会から認定・付与される資格。取得するためには、認定施設で何年かの指導を受け、試験に合格する必要があります。

要は、該当する専門分野に関しては「すごく勉強したね！」というお墨付きを得ているということ。一見、すごいお医者さんに映るかもしれませんが、「**勉強した＝腕がいい**」**とは限りません**。資格があることと診療の善《よ》し悪《あ》しは必ずしも一致するものではなく、あくまでも参考資料のひとつ。個人的には、専門医かどうかには、あまりこだわる必要はないと思っています。

専門医の資格がなくても、特定の分野に精通している「専門家」の実力派ドクターはたくさんいますし、そもそも「資格自体に興味がないから、自分はいらない」って先生もいるんですね。

僕個人は消化器内科医の専門医を始めとして、いろいろな資格を持っていますが、それは患者さんの安心感のためという意味合いが大きいです。患者さんがクリニックを選ぶ際の手がかりになるかな？　くらいの感覚です。

実は、最も重要なのは③。**治療・検査・手術の件数**です。

内視鏡の医者であるなら、内視鏡検査や手術をどれだけ数多くやっているか。**手術の件数と医者の実力はバッチリ比例**しています。圧倒的に数をこなしている医者のほうが腕がいい。治療も、たくさんの患者さんを診ている医者のほうが実力は上がる。

患者Aさんの時は手法1でうまくいったが、Bさんでは1ではなく、手法2が効いた。2がダメだった時は手法3がうまくいく……といった経験がどんどん積み上がり、応用力もアップ。治療が難しくなった場合のリカバリーも完璧です。

「このくらいの期間で治るだろう」とか、「これは早めの手術がいい」などといった独特の勘所《かんどころ》が冴えていくのも、圧倒的に数をこなしている医者なればこそ。よりたくさんの診療をしている先生、より件数をこなしている先生のほうが腕がいい。これは絶対だと思います。ちゃんと件数を開示しているクリニックはお勧めです。

ぜひ、自分自身で探し選び抜いた〝とびっきりの名医〟と二人三脚で、勇気を持ってあきらめずに病を克服していってください。

あなたの健康を、心から願っています。

おわりに

数年前の話です。

ある女性患者さんが診察室に入ってくるや否や、悲痛な声で訴えられました。

「先生、大変です！　薔薇《ばら》の花びらを散らしたがごとく、便器が紅《くれない》に！」と。

薔薇の花びら？　便器が、紅……？？？

本編で繰り返し申し上げてきた通り、血便は決してあなどれるものではないのですが、その時はなぜか「言葉のチョイスが面白いなぁ」と妙に感心したことを覚えています。

すぐに大腸カメラ検査をお勧めしたものの、彼女は断固拒否。「〝お尻にホース〟なんて、二度と御免《ごめん》！」と主張されたのです。過去の検査のトラウマが原因のようでした。

しかし、結局、彼女は大腸の内視鏡検査に踏み切ったのです。

当院の看護師長に「ウチの先生は素晴らしく器用で、大学病院でも内視鏡を入れるのが難しいと言われた患者さんをお受けすることもある腕前」と太鼓判を捺《お》され、翻意《ほんい》したとのことでした。

結果的には、この時、検査して本当によかったのです。

血便の原因は切れ痔でしたが、大腸に腺腫《せんしゅ》（＝大腸がんの赤ちゃん）が見つかったからです。その場で切除できたため、大事になる遥《はる》か手前で事なきを得たケースでした。

もしも彼女が「薔薇の花びら」を「単なる切れ痔に違いない」などと軽視していたならば大変なことになっていた可能性もありますし、この本も生まれていなかったかもしれません……。

そう、その女性患者さんこそが、本書の企画から取材・執筆までを担ってくれた作家の鳥居りんこさんです。

そして、1年前の冬のある日。「薔薇の花びら事件」以降もたびたび受診されていたりんこさんに、突然、思わぬお誘いを受けたのです。

「先生、本、出しましょう！　私と同じようなうんちの悩みを抱える、可哀想な民を救うための経典を作りましょうよ！」

りんこさんの口からは、「腸内革命」だの「救世主」だの、大仰なフレーズが出るわ出るわ。おまけに僕のことを、恐れ多くも「名医」などとおっしゃるではないですか。最初は気恥ずかしさ満載でした。

けれども、彼女のこの言葉で、ついに腹を括《くく》ったんです。

「先生は、お腹を診るプロフェッショナル。うんちで苦しんでいる人たちのために、立ち上がる義務がある！　遠方すぎて先生の元に来られない方たちのためにも、本を出して救ってください！　私を救ってくれたように‼」

まさに、腹の底までズンと響きました。

僕も医者の端《はし》くれ。患者さんたちのお役に立てるのならば、どんな時も精一杯ベストを尽くすのは本望です。

こうして僕は、りんこさんともども、人生初の著書出版に突き進んでいったのです。

最後まで読んでくださった皆さま。

心よりお礼申し上げます。

ありがとうございました。

この本が、あなたを困らせている病の原因や対処法を探るヒントになったとしたら、これほど嬉しいことはありません。

いつ、何を食べると下痢するのか？

あるいは、どうして便秘になってしまうのか？

それは、どんな薬で治すことができるのか？

万が一、トイレがない時の大ピンチは、どう切り抜ければいいのか？

信頼できるドクターに相談し、症状と折り合いをつけながら、暮らしの満足度を高めて快癒《かいゆ》まで持ち込むのは充分可能です。

「なぜつらいのか」と「ならば、どうすればいいのか」を正確に摑んでしまえば、僕のように2時間後の下痢がわかった上で、大好きな焼肉を楽しんじゃうことだってできるんです。


そのほうが断然楽しいし、もっともっと人生を謳歌《おうか》できますよ！


本書を出版するにあたり、りんこさん以外にも、実に多くの方たちのお力をお借りしました。

素晴らしいブックデザインをしていただいた浅妻健司さん。インパクト特大のユーモア溢《あふ》れるイラストを担当してくださったMONONOKE Inc.の渡邉杏奈さん。その他、この本に関わってくださったすべての方々に、改めて厚く御礼申し上げます。

日本から下痢と便秘がゼロになる日まで、これからも僕は闘い続けます。
皆さんのお腹に、一日も早く平和が訪れますように。

2023年2月

石黒智也

特別付録 ウンコー日誌

症状・便の状態 ☆＝腹痛　□＝コロコロ便　○＝普通便　△＝軟便　×＝下痢

便の量 大／中／少　痛みレベル「激痛＝10」から「痛みなし＝0」までの10段階評価

月日	時間	メモ
／	0 1 2 3 4 5 6 7 8 9 10 11 12 13 14 15 16 17 18 19 20 21 22 23 24	
／	0 1 2 3 4 5 6 7 8 9 10 11 12 13 14 15 16 17 18 19 20 21 22 23 24	
／	0 1 2 3 4 5 6 7 8 9 10 11 12 13 14 15 16 17 18 19 20 21 22 23 24	
／	0 1 2 3 4 5 6 7 8 9 10 11 12 13 14 15 16 17 18 19 20 21 22 23 24	
／	0 1 2 3 4 5 6 7 8 9 10 11 12 13 14 15 16 17 18 19 20 21 22 23 24	
／	0 1 2 3 4 5 6 7 8 9 10 11 12 13 14 15 16 17 18 19 20 21 22 23 24	
／	0 1 2 3 4 5 6 7 8 9 10 11 12 13 14 15 16 17 18 19 20 21 22 23 24	

◎A4サイズに拡大＝155％／B5サイズに拡大＝135％

〈特別付録〉

ウンコー日誌のつかいかた

たとえば

3月28日の朝8時半頃、通勤電車のなかで腹痛を起こして途中下車し、トイレに直行。お腹を下した場合。

➔ 当日の8～9時のあたりに下痢を示す×印とだいたいの量（大・中・少のうち「中」）、腹痛の☆印を書き込みます。

（便の状態）（便の量）（腹痛）

× 中 ☆

まずは右の3項目の記入から気軽にチャレンジしてみましょう。

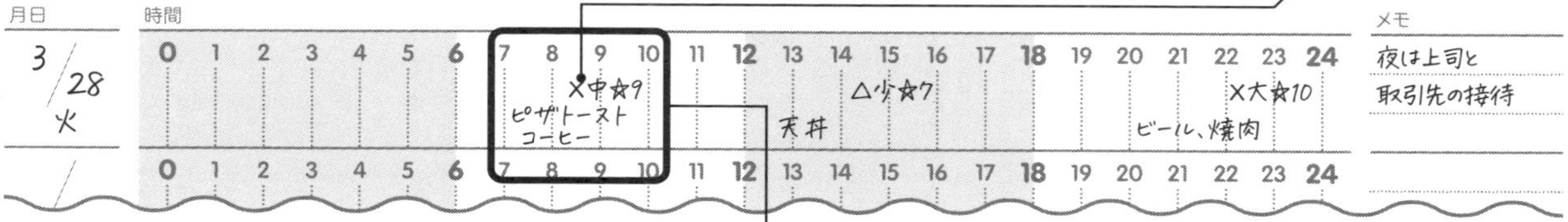

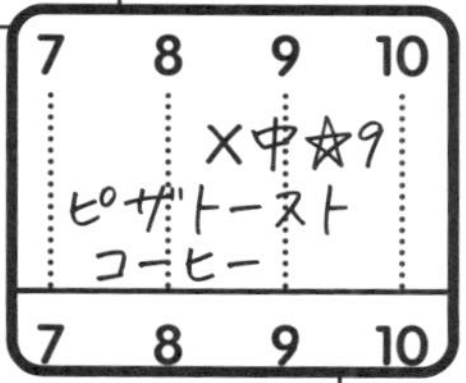

慣れてきたら

1 「0＝無痛～10＝激痛」とした場合の痛みレベル（直感でOK）。

2 うんちをする前の食事時間や内容まで書けると、なおグッド。

このケースの場合、腹痛のレベル「9」と、7時頃の朝食「ピザトースト・コーヒー」が該当します。食事内容が書き切れない時、あるいはその日に気になったことなどについてはメモ欄に記載を。ここでは、最も痛みの強い下痢を招いたと思われる夕食時の状況「上司と取引先の接待」を記しています。

コツは「できる範囲で、なるべく簡単に」「直感に従って」メモすること。コピーして使う場合はA4サイズに拡大（155%、B5サイズなら135%）がお勧めです。ぜひ2週間は続けてみてください。
あなただけのとっておきのデータは、「快腸なウンコー」へと導く、心強い味方となることでしょう！

石黒智也 いしぐろ・ともなり

日本内科学会認定内科医／同・総合内科専門医／日本消化器病学会専門医／日本消化器内視鏡学会専門医／H.pylori感染症認定医／日本がん治療認定医機構 がん治療認定医／日本消化管学会胃腸科専門医／緩和ケア研修 修了医。

1979年、岐阜県生まれ。2005年、岐阜大学医学部卒業。総合病院での一般内科、消化器内科、救急医療の研修を経て、胃・大腸内視鏡検査及び治療件数で全国有数の昭和大学横浜市北部病院・消化器センターに入局。「痛くない、つらくない」内視鏡の挿入法などを徹底的に学ぶ。

2016年、神奈川県茅ヶ崎市にて「湘南いしぐろクリニック」開設。現在、「新横浜国際クリニック」「湘南いしぐろクリニック　鎌倉院」と合わせて3施設の医院を運営する医療法人社団MBSの理事長を務め、早期がんの発見やお腹のトラブル撲滅のため、日々研鑽を積んでいる。

趣味はプロ野球観戦、サーフィン、カラオケ。医大生時代は本気で芸人を志したこともあり、お笑い番組も大好き。

湘南いしぐろクリニック

新横浜国際クリニック

湘南いしぐろクリニック鎌倉院